医院6S管理
实战攻略

刘效仿◎主编

中国中医药出版社
· 北 京 ·

图书在版编目（CIP）数据

医院 6S 管理实战攻略 / 刘效仿主编 . -- 北京 : 中
国中医药出版社 , 2017.8（2023.3重印）
ISBN 978-7-5132-4213-4

Ⅰ . ①医… Ⅱ . ①刘… Ⅲ . ①医院—管理 Ⅳ . ① R197.32

中国版本图书馆 CIP 数据核字 (2017) 第 109715 号

中国中医药出版社出版

北京经济技术开发区科创十三街 31 号院二区 8 号楼
邮政编码 100176
传真 010 - 64405721
廊坊市祥丰印刷有限公司印刷
各地新华书店经销

开本 880 × 1230 1/32 印张 6 字数 130 千字
2017 年 8 月第 1 版 2023 年 3 月第 5 次印刷
书号 ISBN 978 - 7 - 5132 - 4213 - 4

定价 42.00 元
网址 www.cptcm.com

服 务 热 线 010-64405510
购 书 热 线 010-89535836
维 权 打 假 010-64405753

微信服务号 **zgzyycbs**
微商城网址 **https://kdt.im/LIdUGr**
官 方 微 博 **http://e.weibo.com/cptcm**
天猫旗舰店网址 **https://zgzyycbs.tmall.com**

如有印装质量问题请与本社出版部联系（010 64405510）
版权专有 侵权必究

《医院 6S 管理实战攻略》
编委会

主　编	刘效仿				
副主编	何明丰	徐志强	老锦雄	李　冬	余俊文
编　委	杨匡洋	陈　苹	朱东方	陈玉梅	李子鸿
	张小娟	吴勇光	潘丽雯	胡冬姣	卫丽萍
	陈务民	黄志庆	李淑芳	徐文冲	刘绍辉
	林　旋	雷凯君	汪俊英	罗燕伟	梁瑞麟
	黄慧萍	王海侨	林　锋	潘见欢	罗慧敏
	陈　星	侯　蕾	冯平平	张晶晶	范秀英
顾　问	周大为				

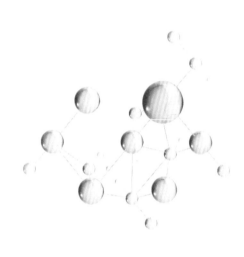

序

起源于日本丰田公司的6S管理哲学，走进有行业特殊性的医院，取得了让人惊喜的成果。我们不由地感叹，这是一个让医院发生神奇变化的管理方式。

6S管理或许不是一项不可或缺的管理工具，但其可以创造的价值是令人震撼的，每一个参观过6S管理样板单位的人员都是震惊的——原来我们可以达到这样的水准。是的！每家医院都可以有如此改变，但需要的付出也是很艰辛的。

佛山市中医院以6S管理为抓手，在医院管理中寻找其价值，建立了自己的6S管理体制规范。医院通过对工作现场的空间、仓储、档案、流程等进行管理改善，节省了工作时间，提升了工作效率，提高了医院的医疗质量。

诚如佛山市中医院院长刘效仿所说："6S的关键是全员参与！"医院全面推行6S管理，重点从提升效率、节约成本和保障安全三方面出发，从细节入手逐步优化医院的管理、运营。实践证明，6S管理对促进医院规范化、科学化管理和可持续发展起到了重要推动作用。

任何一种新的管理模式的应用，都不可避免地会遇到各种阻力。医疗是个特殊的行业，医院日常的工作量本身就很大，再开展这样一种工作，无疑增加了医务人员的负担。所以，一开始就需要想清楚为什么做这件事情，然后才可能有毅力地坚持下去。

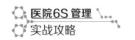

佛山市中医院6S管理体制规范建立的背后同样有着不为人知的辛苦历程，但当一切成为现实，却又带来环境、效率、效益、安全等多方面的巨大成效，这其中的酸楚和喜悦只有当局者才能深刻体会。

佛山市中医院专科运营团队在6S管理建立初期，医院领导就给予坚定支持，从前期准备，开全院动员大会，层层培训，成立6S管理办公室，到每个科室成立6S管理小组等，突破重重阻碍，让大家统一认识。大家认识到6S管理的重要性和必然性以后，医院才开始推动建立6S管理体制。当大家都养成习惯，刻意的追求成为自觉的行为，抵触也就慢慢消失。

6S管理体制在正式导入后，潜移默化地为医院贡献良多，无论是资源节约还是工作效率化，无论是心理上还是视觉上，都使得医院焕然一新。相关案例和开展过程本书会详细说明，期望广大医务工作者可以借此经验，推而广之，有所受益。

值此书付梓之际，由衷地感谢佛山市中医院的各位医务工作者的支持，正是他们的无私奉献才有如今6S管理的硕果呈现，才有此书的问世。此外，对两岸6S管理领域的专家及老师对本项目的开展和本书编写中给予的无私帮助，也在此一并致谢！

怡德医疗投资管理集团董事长
四川大学华西医院运营创新顾问　周大为
台湾长庚医院顾问
2017年5月

前言

  6S 管理是近 30 年来企业界推行得轰轰烈烈的一种管理方法，也是近几年来医疗管理界广泛推崇的、有效的现场管理工具之一。从医院管理实践而言，不管是 6S 管理中的整理、整顿、规范、清洁，还是素养、安全都是医院工作中比较常见的管理项目，但往往也容易被忽视。而且，作为一种管理方法推行 6S，很多人望而却步、踟蹰不前。

  佛山市中医院作为广东省内首家引进 6S 管理的公立医院，通过两年时间的全面持续推行，结合 PDCA、品管圈、CQI、TQM、JCI、ISO15189 等精细化管理手法，切实把现场管理、现场工作做精做细，使医疗环境整洁有序、医疗流程科学合理、医疗服务便捷高效、医疗行为严谨规范、员工素养不断提升、医疗质量持续改进、医疗安全更加可靠，切实改善了市民就医体验，提升了医院服务品质和品牌形象，增强了医院的竞争实力。近年来，佛山市中医院在国内各项医院竞争实力和医疗服务质量评比中屡获佳绩。2015 年香港艾力彼医院管理研究中心发布的"最受网民欢迎的中国中医医院TOP10"名单中，佛山市中医院力压群雄，位居榜单之首；2011 ～ 2016 年香港艾力彼年度"中国地级城市医院·竞争力500 强"榜单夺得全国地级市中医院竞争力"六连冠"；连续3 年获得"佛山口碑榜"最佳口碑单位；2016 年由国家卫生计生委医政医管局指导、健康界传媒主办的"进一步改善医疗服务行动计划"全国医院擂台赛中，佛山市中医院5个参赛案例在84家参赛医院、276个竞争案例中以突出的优势脱颖而出，荣膺3个"十大价值案例"和4个"十大人气案例"共计7项大奖，一举成为第二季擂台赛中全国唯一一家获奖的中医医院，成为省内医疗同行中的最大赢家。这既是患者对医院的肯定，也证明了改善患者就医体验的重要性。

本书的作者都是致力于医院6S管理具体推行工作的实际参与者、操作者，不但有丰富的工作经验和工作体会、扎实的工作基础，同时也汲取了多年来国内外企业尤其是中国台湾医院的6S管理经验，并结合国家医院评审标准和JCI标准，总结了佛山市中医院推行6S管理的实战经验与优秀案例，共同探讨现代医院6S管理的实践与创新。

本书将从基础、组织、实践和工具等方面还原佛山市中医院推行6S管理工作的点点滴滴，深入浅出地阐释6S管理"医院模式"的内涵，详尽讲述推行工作中的实际操作方法、工作技巧、遇到的问题和解决思路等，力求以最简单易懂的方式让每个人都会做6S管理、喜欢6S管理。

本书主要强调医院6S管理的具体实践和操作，是一本具有实用性、操作性和专业性的医院管理教材，可作为卫生管理专业学生、医院各级管理者的参考读物。

佛山市中医院在推行6S管理工作期间，得到了中国台湾怡德医疗投资管理集团专家团队周大为、廖学志、朱翠萍、陈思和陈丽红等多位专家、老师的帮助，在此一并致谢！

《医院6S管理实战攻略》编委会

2017年4月18日

目录

Contents

目录

Contents

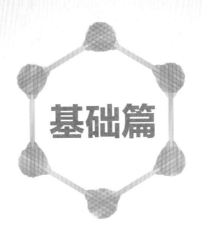

基础篇

什么是 6S 管理

6S 管理的由来

医院引进 6S 管理的历程

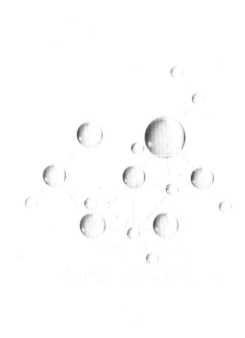

第一章

什么是 6S 管理

第一节　6S 管理的定义和目的

6S 作为一种管理方法，是近年来工业、企业管理界备受推崇的管理方法。其对于现场管理意义重大，极大地提升了现场管理效能，在减少材料浪费、空间浪费、人力浪费和提高资金运行效率等方面都发挥了积极的作用。

那么，什么是 6S 管理？

一、6S 管理的概念

6S 是 5S 的升级，兴起于日本企业，是使用较广泛的一种科学的现场管理方法。

所谓 6S 管理，是指对生产、办公现场材料、设备、人员等各种要素（主要指物的要素）所处的状态不断进行整理（SEIRI）、

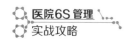

整顿（SEITON）、清扫（SEISO）、清洁（SEIKETSU），不断提升成员的素养（SHITSUKE）和安全（SECURITY）生产等六个方面的活动。因为前5个内容的日文罗马标注发音和后一项内容（安全）的英文单词都以"S"开头，所以简称6S。

　　引进到中国的工业现场管理之后，为便于理解，避免"清洁"与"清扫"的混淆，改为整理（SEIRI）、整顿（SEITON）、清洁（SEIKETSU）、规范（STANDARDIZE）、素养（SHITSUKE）、安全（SAFETY），仍然简称为"6S"。

二、6 个 S 的基本内容

1S 整理（SEIRI）

　　整理是指把工作环境中的任何物品根据其性质、重要性、使用情况进行区分，分为需要的与不需要的，除了有必要的留下来，其他的都消除掉；再对不需要的物品加以处理。

　　目的：去除不需要的物品，腾出空间，减少空间不必要的占用、浪费；空间活用，提高空间的利用率；防止误拿误用，塑造明朗、清爽的工作场所。

2S 整顿（SEITON）

　　整顿是将留下来的需要的物品分类，以拿取方便、流程顺畅为目的确定其放置位置及数量，并放置整齐加以标识。

　　目的：使工作场所一目了然，所有物品都能在第一时间找到，减少寻找物品的时间，提升工作效率；消除物品积压，防止误用误送，维持整齐、有序的工作环境。

3S 清洁（SEIKETSU）

　　清洁是在工作场所内全部区域内看得见与看不见的地方展

开清除污物的工作；对设备、设施进行例行清洁、点检、维护、保养。

目的：保持干净、亮丽的环境，消除不利于医疗质量、成本效率和环境卫生的因素。

4S 规范（STANDARDIZE）

规范是将整理、整顿、清洁工作进行到底，将所做的工作标准化、制度化、程序化，并落实责任到人，以维持现场环境的整齐、干净，维持前面 3S 的工作成果，使 6S 管理工作常态化。

目的：创造明朗现场，使日常管理"透明化""目视化"，维持前面 3S 工作的成果，使 6S 管理常态化。

5S 素养（SHITSUKE）

素养是通过查检、督导、奖惩等多种机制使每位成员养成良好的工作习惯、职业素养，将6S 管理工作持之以恒、落到实处，并自觉遵章守纪，培育积极主动、团结进取、互相协作的良好风气，树立团队意识。

目的：培养员工良好的职业素养，营造团队协作的良好风气，持续、主动落实 6S 管理工作。

6S 安全（SAFETY）

安全是指企业重视、持续开展全体成员全面的安全教育，培养成员每时每刻都有"安全第一"的观念，并能主动消除安全隐患，防患于未然，保障患者和员工的人身、财物安全。

目的：营造安全生产的环境，所有的工作应建立在安全的前提下。6S 的定义和目的可以简单概括如表 1-1。

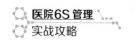

表1-1　6S管理的定义及目的

项目	定义	目的
1S 整理	把工作环境中的物品区分为需要的与不需要的,再对不需要的物品加以处理	腾出空间,活用空间,塑造清爽的工作场所
2S 整顿	将需要的物品分类,以拿取方便、流程顺畅为目的确定其放置位置及数量,并加以标识	防止物品积压及误用误送,提升工作效率,维持整齐、有序的工作环境
3S 清洁	在全部区域内展开清除污物的工作;对设备、设施进行例行清洁、点检、维护、保养	防控院内感染的发生,消除不利于医疗质量、成本效率和环境卫生的因素
4S 规范	将所做的工作标准化、制度化、程序化,责任到人	使日常管理"透明化""目视化",使6S管理常态化
5S 素养	养成良好习惯,自觉遵章守纪,培育进取精神,树立团队意识	培养员工良好的职业素养,营造团队协作的良好风气
6S 安全	消除安全隐患,保障患者和员工的人身、财物安全	营造安全环境

为方便记忆,6S也可以用以下更加简短的语句来描述:

整理:要与不要,一留一弃;

整顿:科学布局,取用快捷;

清洁:清除垃圾,美化环境;

规范:统一标准,责任到人;

素养:形成制度,养成习惯;

安全:安全操作,以人为本。

三、6个"S"之间的关系

6个"S"之间彼此关联,不能割裂或单独对待。

整理、整顿、清洁是具体内容;规范是指将前面3S实施的做法制度化、规范化,并贯彻执行及维持结果;素养是指培养每位员工养成良好的习惯,并遵守规则做事,开展6S管理容易,但长时间的维持必须靠素养的提升；安全是基础，要尊重生命，杜绝违章。

四、6S 管理的定位

所谓"江山易改，本性难移"。一时的改变很容易，但是要从根本上、长期改变企业大部分成员的想法、行为、习惯，进而形成良好的职业素养绝非一朝一夕能实现的。这需要企业管理者本着"十年树木，百年树人"的精神循序渐进、持之以恒地开展工作，并与大多数的成员形成良性互动才能实现。企业推行 6S 管理要有明确的定位。

首先，对员工管理要有一个明确的规范。现代企业运作是靠团体作战，不是单兵作战，所以规范显得尤为重要。企业要制订一个明确的、当时条件下最佳的标准，然后将其不断复制。这样可以使运作成本最小化，同时也锻炼了企业的执行力和团队精神，使团队力量最大化。

其次，持续推行 6S 是通过训练员工的规范性来提升团队素养。

企业在持续推行 6S 的过程中，要求每个员工都必须按照规范做事，并逐渐形成一种习惯、一种本能反应。长此以往，团队的每个成员对企业规范的工作都能有整齐、统一的处理方式，而不是"八仙过海，各显神通"。

五、6S 管理实施的原则

6S 管理实施的原则主要有以下三个方面。

1. 效率化　工作场所内所有物品都有明确的定置、标识，

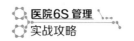

是提高工作效率的先决条件；6S 管理实施过程中对于工作流程的优化是提升工作效率的重要手段。

2．持久性　要确保 6S 管理工作的实施，就必须做好打持久战的准备，并在工作中实施人性化的工作方式，使全体员工对这项工作感兴趣，或者至少不抗拒，久而久之，自觉遵守规范、保持企业要求的工作现场。

3．美观性　6S 管理首先就是使工作现场整齐、干净，积极创造清爽、美观的环境，让员工身心舒畅，做好产品、形成良好的企业文化，并以优越的品质征服客户群。

六、6S 管理的对象

6S 管理要求全体成员对工作环境中的物品按照规范进行整理、整顿、清洁，形成良好的职业素养，并逐渐对工作方法、作业流程等内容进行优化、改善，因此，6S 管理的对象必然包括人、事、物三方面。

1．人　人是工作的主体。6S 管理也是对员工行动、品质的管理和改善。

2．事　事是工作的过程。6S 管理必须对员工工作方法、作业流程等方面进行管理、优化。

3．物　物是工作的对象。6S 管理其实就是对工作、办公现场所有物品的规范管理。

第二节　6S 管理的效用

6S 管理作为现场基础管理的有效手段，在提高产品和服务质量、提升员工素质、优化企业形象等方面都有重要的作用。具体体现在以下九大方面。

一、提升员工素养

这是 6S 管理的核心。6S 管理通过对工作现场的持续管理，促使员工逐渐提升素养，养成良好的职业习惯。

二、提升企业形象

整齐、清洁的工作环境，不但能够吸引客户群体，而且还能增强员工和管理层的自信心。

三、减少浪费

通过对现场物品的整理、整顿，不但可以减少物品库存、减少重复购买、腾出空间、减少运营资金的积压，也有利于企业减少浪费，提高运营效率。

四、提高效率

通过 6S 管理工作营造一个良好的工作环境，可以使个人心情愉悦；东西摆放有序，能够提高工作效率，减少搬运作业；优化作业流程，减少不必要的走动和劳动。

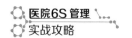

五、保证质量

员工养成了做事认真严谨的习惯，他们才能生产出符合企业质量要求的产品，不但提升了产品质量，也能明显减少产品的返修率。

六、安全保障

普及员工安全教育，提升员工安全素养，员工养成认真负责的习惯，能主动发现安全隐患，防患于未然，减少生产及非生产事故。

七、提高设备寿命

规范设备操作，并对设备及时进行清扫，定期点检、保养、维护，可以减少设备损耗，延长设备寿命。

八、降低企业成本

做好 6S 管理可以减少不必要的物资库存、空间占用、资金积压，并能减少不必要的人力、物力浪费，提升工作效率，从而降低成本。

九、保证准期交货

生产制度规范化使得生产过程一目了然，生产中的异常现象明显化，出现问题可以及时调整作业；员工工作方式统一，产品质量标准一致，企业产能计算准确，管理者可以按照订单精准备料、安排工作、预算工期等，以保证准期交货。

6S 管理的效用概括，见图 1-1。

有数据资料显示：2001 年 11 月日本东京经济委员会对东京地区所有成功推行了 5S（6S）管理的企业进行了一次细致的

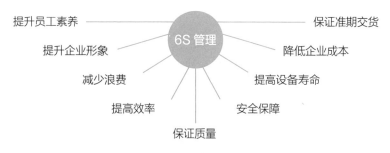

图 1-1 6S 管理的效用

调查分析，调查的结论是：员工的劳动量平均下降了 35%，劳动强度平均减轻了 61%，机器故障平均减少了 86%，而企业效益平均增加了 17%。

第三节 6S 管理的应用范围

众所周知，6S 管理最早且最广泛应用于工业管理。然而，随着个人 6S 管理素养的形成，6S 管理效应的扩展，6S 管理的应用范围也有极大的扩展。

一、按照工作对象分类

按工作对象可以分为人、财、物品、设备、环境和流程等。

二、按照行业分类

除了工业管理外，6S 管理还被广泛应用于居家生活、服务业、银行业、教育业（幼儿教育至高等教育）和医疗行业，甚至政府行政管理等众多行业。（图 1-2）

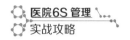
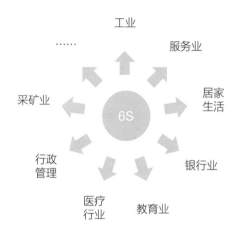

图 1-2　开展 6S 管理的行业

三、按照生产环节分类

开展 6S 管理的工作环节包括原料生产、采购、仓储、运输、产品生产、设备管理等几乎全部环节。（图 1-3）

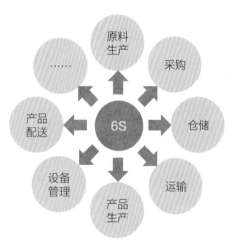

图 1-3　开展 6S 管理的工作环节

第二章

6S 管理的由来

第一节 6S 管理的起源及推广

6S 管理是从 5S 管理发展而来。5S 管理起源于日本，指的是在生产现场中将人员、机器、材料、方法等生产要素进行有效管理。它针对企业中每位员工的日常行为提出要求，倡导从小事做起，力求使每位员工都养成事事"讲究"的习惯，从而达到提高整体工作质量的目的。日本企业管理者认为 5S 管理是现场管理的基石，5S 管理做不好的企业不可能成为优秀的企业。时至今日，日本企业界仍然认为 5S 管理是企业管理的三大支柱之一。

1955 年，日本 5S 管理的宣传口号为"安全始于整理、整顿，终于整理、整顿"，当时只推行了前 2S，其目的仅为了确保作业空间和安全，后因生产控制和品质控制的需要，而逐步提出后续 3S，即"清扫、清洁、素养"，从而使其应用空间及适用范

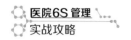
围进一步拓展。

1986年，首本5S管理著作问世，从而对整个日本现场管理模式起到了冲击作用，并由此掀起5S管理热潮。日企将5S管理活动作为工厂管理的基础，推行各种品质管理手法，二战后，企业的产品品质得以迅猛提升，奠定了经济大国的地位。

在丰田公司的倡导推行下，5S管理对于提升企业形象、安全生产、推进标准化，以及创造令人心怡的工作场所等方面的巨大作用逐渐被各国管理界所认识，随着世界经济的发展成为企业管理新的"宠儿"。有资料显示，全世界65%以上的企业在推行5S或6S管理活动。

海尔"6S大脚印"方法

"6S大脚印"方法是海尔在加强生产现场管理方面独创的一种方法。

"6S大脚印"的位置在生产现场，地面上有一个人类脚印的卡通图案，站在大脚印上对面正是"整理""整顿""清扫""清洁""素养""安全"六个大字的标语。"6S大脚印"的使用方法是站在"6S大脚印"上，对当天的工作进行小结。如果有突出成绩的可以站在"6S大脚印"上，把自己的体会与大家分享；如果有失误的地方，也与大家沟通，以期得到同伴的帮助，更快地提高。

"6S大脚印"的最终目的是提升人的品质，这些品质包括：革除马虎之心，养成凡事认真的习惯（认认真真地对待工作中的每一件"小事"）、遵守规定的习惯、自觉维护工作环境整洁明了的良好习惯、文明礼貌的习惯。个人品质提升了，生产管理的目的也就达到了。

第二节　6S 管理的发展

随着社会经济的进一步发展，尤其是企业管理学界研究和实践的进一步深化，6S 管理的内容已经有了新的发展。在 6S 管理的基础上，陆续增加了节约（SAVING）、学习（STUDY）、效率（SPEED）、服务（SERVICE）、满意（SATISFICATION）和坚持（SHIKOKU）等内容，逐渐发展为 8S、9S、10S、12S 等。

万变不离其宗，无论日后管理领域如何发展，其基础都离不开最根本的 6S 管理，只有夯实这一基础才能在管理上精益求精。

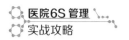

第三章

医院引进 6S 管理的历程

  医院虽然不同于工业、服务业，但是具有服务业提升服务品质的诸多特点，加之医院本身保障患者安全、提升医疗品质的特殊性质，尤其是实施精益管理、医院等级评审、JCI、ISO9000质量标准和 KTQ 等诸多医院管理工具以后，现场管理在医院管理中显得非常重要。为了加强医院的现场管理，作为最重要的管理工具，6S 管理自然而然地被引进医院管理。

  中国台湾地区率先引进 5S 管理。1992 年彰化基督教医院导入 5S 管理手法，负责规划与推动 5S 作业，结果带来安全的工作环境、有效率的作业，提升了医院全体员工的凝聚力。之后，中国台湾地区医疗院所陆续开始引进 5S 管理手法，尤其是2004 年长庚纪念医院在系统内推行 5S 管理并取得成功后，5S管理迅速在岛内多家医院开展，成为医院管理的基本教育。

  中国大陆医疗系统于 2010 年开始引进 5S 管理。2010 年 2

月，中国医科大学航空总医院首次在医疗管理领域引入 6S 管理，成为国内首家全面开展 6S 管理的医院，其将 6S 管理作为一个抓手和三甲医院标准有机结合，实行"两块牌子，一套人马"，发挥两者相互促进的作用。这一管理模式很快得到行业的一致肯定，并在医疗管理行业内迅速拓展推广。

2015 年 3 月，佛山市中医院在经过周密的准备后，开始在临床、办公和后勤片区选取 5 个试点科室开始实施 6S 管理工作。经过半年的试点工作，试点部门不论是工作环境、物资管理、工作流程优化，还是人员素质提升等方面均取得了不俗的成绩，遂在全院范围内推广。

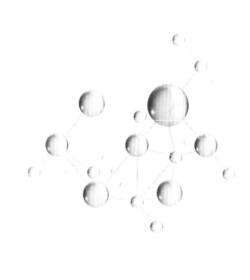

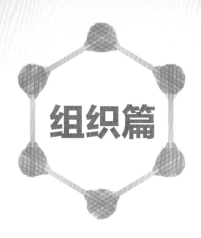

组织篇

医院究竟为什么需要 6S 管理

医院 6S 管理有什么神奇作用

企业 6S 管理如何化医疗所用

如何让 6S 管理成效青春常驻

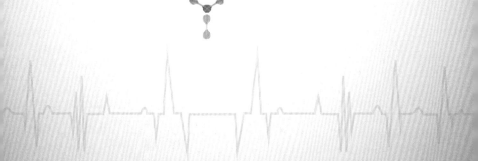

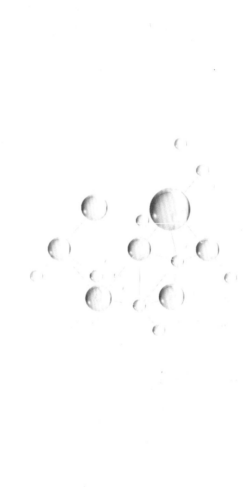

第四章

医院究竟为什么需要 6S 管理

医院（Hospital）一词是来自于拉丁文，原意为"客人"，因为一开始设立时，是供人避难所用，还备有休息间，使来者舒适，有招待意图。后来，才逐渐成为收容和治疗患者的专门机构。

现代医院是指以向人提供医疗护理和健康管理服务为主要目的医疗机构，是救死扶伤、为公众健康保驾护航的场所。其服务对象不仅包括患者、处于特定生理状态的健康人（如孕产妇、新生儿），以及完全健康的人（如来医院进行健康检查或口腔清洁的人）等外部客户，还包括作为内部客户的医院员工，我们将医院的内、外部服务对象统称为"客户"。

有人会说："6S 管理是医院内部管理的一种方法，似乎与患者没多大关系。"他们认为，6S 管理关系到的顶多是员工（内部客户），与患者、家属等（外部客户）没什么关系，但医院需要的是"以患者为中心"，所以关注好外部客户才是正道！但事

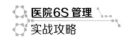

实上并非如此。6S 管理实际上是一种能使医院、外部客户、内部客户三方共赢的管理工具。究竟如何共赢，待我们细细道来。

第一节　6S 管理 VS 医院发展

医院，特别是公立医院，作为特殊的服务机构，公众和上级管理部门对其服务质量、安全、效率、环境等方面面都有着很高的标准和要求。医院要在当今竞争激烈的环境中获得持续发展的空间，就要积极寻求改变。

一、6S 管理助推战略管理

在当前的竞争格局下，战略制订者必须转变思维模式，有效地与竞争对手展开竞争。独特的资源、能力和核心竞争力都是企业赖以生存的关键所在，也是战略实施的基础所在。医院和其他企业一样，要谋求生存与发展，就要获得战略竞争力，实施战略管理。

实施战略管理，就要先分析内外部环境因素，有效整合资源与能力。在分析外部影响因素时，首先要了解其组成。影响医院战略行动的外部环境因素主要包括三部分：环境、行业环境和竞争者环境（图4-1）。环境主要包括人口、经济、政治/法律、社会文化、技术、全球化和自然环境 7 类。行业环境是指一系列可以直接影响医院及其竞争行为和反应的因素，包括新进入者的威胁、供方力量、买方力量、替代品的威胁和现有竞争对手的竞争强度。为了应对激烈的竞争，需要对竞争对

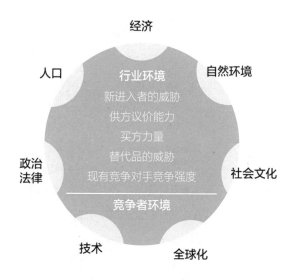

图 4-1　外部环境因素

手做充分的了解，以上的外部环境因素都影响着医院战略行动的选择。

在进行内部环境分析时，除了采用全球思维模式（global mindset）外，还要对医院全部的资源和能力的组合进行考察。每个医院都至少要拥有一些其他医院不具备的资源和能力，至少不是相同的资源和能力的组合。资源是能力的源泉，有些能力能发展成核心竞争力，有些核心竞争力可以进一步成为医院的竞争优势。资源、能力、核心竞争力和竞争优势之间关系密切，可以相互整合帮助医院获得竞争力（图 4-2）。我们要充分利用内部资产为客户创造价值。医院的核心竞争力越强，为客户创造的价值就越大。归根结底，为客户创造价值是医院获得社会效益和经

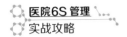

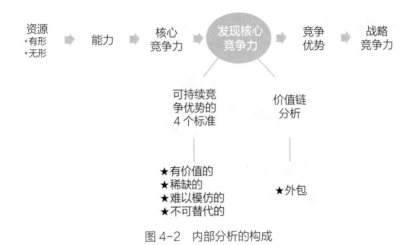

图 4-2　内部分析的构成

济效益的源泉。

　　所以，只有从医院内部业务层的战略管理出发，发掘竞争优势，方可获得医院、外部客户、内部客户三方共赢。简而言之，以客户为中心，以市场为导向，为客户提供安全、便捷、高效、舒适的环境和体验，是让医院获得战略竞争力的关键。

　　6S 管理作为基础的管理平台，承载着诸如 PDCA 质量管理体系、流程改造、项目管理等各种管理方法和工具的整合应用，为医院提供赖以竞争的基础条件，为内外部客户创造价值，是医院实现战略目标不可缺失的重要管理工具。

二、6S 管理打造精益医院

　　"精益"一词起源于制造业生产控制与企业管理环节，后来逐渐作为先进流程管理理念被越来越多的领域应用，其中包括部分认同该理念的国外医院。"精益"的核心内涵，是以价值为出发点，通过在流程设计上的取舍，避免浪费，进行持续改进，并最终实现管理效率的提升。

精益是一种方法学，能够通过减少过失和等待时间，使医院提高医疗服务质量；精益是一种方法，能够为员工提供支持、清除障碍，使大家能专心提供医疗服务；精益是一种系统，能够在较长一段时期里面加强医院体制完善，在降低成本和风险的同时，促进医院持续发展。

如今，"精益"思维已经被广大医院管理者接受并积极实践，正逐渐成为全球性的医院管理理念。精益医院是精益管理在医疗行业的运用，通过精益管理消除所有无增值性的时间、动作和步骤，充分利用有限的人力物力等资源，以最少的投入为病人提供尽可能安全、及时、有效的服务，达到医疗效果的最大值。

医院常用的精益技术工具主要包括看板法、6S 管理法、PDCA 法、防错技术和可视化管理等。在众多技术工具当中，6S 管理法是其他工具的实施基础和平台，其他的方法都可以运用在 6S 管理平台当中，也就是说，6S 管理法作为一个基础平台承载着各种精益管理技术工具和方法，通过各种工具和方法的综合运用，能减少员工的时间和走动浪费，降低错误发生次数，让问题可视化，提供快速应对策略和问题解决方案的方法，并持续改进。

6S 是一种现场管理方法，要求全员参与、群策群力，切实把现场管理、现场工作做精做细。这个过程中病人是收益最大的群体，不但改善了就医体验，也提升了医疗服务水平和医疗安全保障。对于医院自身而言，实施 6S 管理可以消除浪费、提升效率、保障安全，也可改善员工工作环境和工作体验，从而提升员工的

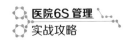

归属感。这种种的好处，无不体现了消除浪费和尊重员工的精益思维，营造出一个安全高效的环境和氛围来留住内外部客户。因此，6S管理与精益是密不可分的，它们相辅相成，互为因果。

三、6S管理创建平安医院

创建平安医院，对医疗机构而言，是创造一种良好的内外部经营环境，保障正常诊疗工作的开展和自身的可持续发展；对于整个病人群体而言，则是创造优质、高效和满意的服务过程。因此，要创建平安医院，就要从服务理念、服务质量、医疗水平、诊疗环境和医院内部治安管理等方面做突破，从而消除威胁医院安全运营的因素，这与6S管理的目标不谋而合。

6S管理通过各种流程改善、看板管理、目视管理等工具的综合运用，让员工做该做的事、做对病人有帮助的事，坚持以人为本、以病人为中心的服务理念，提高服务质量和医疗水平，强化医院内部治安与安全管理，治理医院环境，建立良好的诊疗秩序，完善相关管理制度，不断修正和改进管理体系。

综上所述，无论是医院战略管理、精益管理、流程再造、等级评审，或是JCI认证、ISO认证等国际标准要求，都与6S管理有着密不可分的关系。通过6S管理与各种管理技术工具有机结合，可以相辅相成，发挥事半功倍的效用，提高医院竞争力，促进医院持续发展。

第二节 6S 管理 VS 患者利益

6S 管理是加强工作现场管理的有效手段，是提高产品和服务质量的有效方法，能有效地保障患者利益。

医院推行 6S 管理与患者利益密切相关，体现在如下方面。

1. 通过改善患者就医环境，优化就医流程，减少排队时间，从而改善全过程的就医体验。

2. 诊疗过程中的各种物品规范放置，避免混杂和过期，标识清晰，减少医护人员误取误用的发生机会，让就诊流程标准化、效率化、安全化，从另一方面减少不良事件的发生，提高医疗安全保障。

3. 通过规范化管理和培训，提升医务人员的个人品质，切实改变服务理念，规范服务行为，提高医疗服务水平。

4. 主动发现安全隐患并事先消除，防患于未然，保障市民生命安全及财物安全。

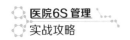

第五章

医院 6S 管理有什么神奇作用

　　世界格局日新月异，国家之间的联系日趋紧密，行业之间的互相影响也日益深刻。医疗卫生与经济社会的关系非常密切，整个系统的发展已离不开国内外的大环境。医疗行业作为国家事业的重要组成部分，也必然会受到整个社会环境和经济变化的影响。

　　健康是人的基本权利之一，也是实现中国梦的一个基本元素。医疗事业旨在提高人们的生活质量，对促进劳动力源源不断有着特殊的作用。医疗服务和公共卫生服务体系亦是维护人民生命安全和社会稳定的重要保障。显然，医疗卫生事业和经济社会需协调发展，并驾齐驱。

　　那么医院到底怎样做才能在日趋复杂、竞争激烈的市场环境中谋求生存和发展，在保证医疗服务质量的基础上，根据病人的需求，为患者提供令其满意、差异化的服务呢？当员工、科室或是医院超负荷工作的时候，又怎么能够在不增加人员、不加大员工压力的前提下，让员工能承担更多的工作，为病人提供更多的服务呢？

万丈高楼平地起，只有夯实基础，才能发展壮大。在诸多风靡全球的管理体系和方法当中，6S管理法正是其他方法的实施基础与平台，起到了关键的根基作用，有着其神奇的效果，能令管理工作事半功倍，帮助解决上述问题！

医院推行6S管理，既可以提升患者就医的信心，也能鼓舞员工的士气；既能提高工作效率，也能消除浪费，保证各种必需资源在第一时间满足临床需求，保障医疗安全，降低医院成本，提高运营效率。医院通过推行6S管理，可以有效地将品质、技术、服务、管理、成本这5大方面要素达到最佳状态，最终达到医院发展的战略目标，赢得竞争力。

※ 品质

品质是指人的素质和物品的质量。人的素质指人的知识、文化、道德素养、健康、智商、情商等状况；物品的质量指物品满足用户需要的标准，如外观、构造、功能、可靠性、耐用性等，如果是产品还包括服务保障等。好产品的背后往往有好人品，两者有直接的关系，品质对于人来说不仅仅限于道德，还包括人的能力、文化等因素。

医院作为提供无形产品的特殊服务行业，强调的是服务品质，这就侧重在客户的体验方面了。品质是成就品牌最重要的因素，是赢得客户信赖的基础。6S管理能够确保工作快速化、规范化，可以有效地提高人员的素养，并为好的品质打下坚实的基础。

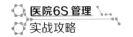

※ 技术

技术是指在工作方面的经验、知识技能和操作技巧。医院和其他的企业一样，技术始终是竞争力的基础和关键。谁能掌握先进的医疗技术，谁就更具备竞争力。6S管理通过标准化来优化、积累技术，并减少开发成本，能大大加快开发的速度，同时加快技术革新的步伐。

※ 服务

几乎每一个人对"服务"一词都不会陌生，但如果要回答"什么是服务"，相信没有几个人能说得清楚。由于"服务"是看不见摸不着的东西，而且应用的范围也越来越广泛，难以简单概括，所以直到今天，还没有一个权威的定义能为人们普遍接受。"服务"在古代是"侍候，服侍"的意思，随着时代的发展，"服务"被不断赋予新意，如今，"服务"已成为整个社会不可或缺的人际关系的基础。社会学意义上的服务，是指为别人、为集体的利益而工作或为某种事业而工作，如"为人民服务"。经济学意义上的服务，是指以等价交换的形式，为满足企业、公共团体或其他社会公众的需要而提供的劳务活动，它通常与有形的产品联系在一起。

医院提供的医疗服务，并非仅仅局限于医疗技术层面，还包括了整体结构、服务过程及结构评估，即从患者到院接触到硬件设备到接受的检查、检验、治疗、预防保健等流程，以及医院所提供的药品、耗材、救护等业务，皆为医疗服务的范围。医疗服务具有无形性、不可分离性、异质性和易逝性等特性。在以患者为中心的前提下，患者在接受诊疗、消费的流程中，即使是同一流程，不同的时间、地点和对象，也会存在服务结果的差异。因此，只有通过高效、优质的服务，才能赢得客源，赢得竞争力。通过 6S 管理，可以提高员工的敬业精神和工作乐趣，改善其工作环境，使他们更乐于为客户提供优质的服务；6S 管理还可以提高工作效率，可以让客户感到快捷和方便，提高客户的满意度。

※ 管理

管理可分为对人员、设备、材料、方法等方面的管理。只有通过科学化、效率化的管理，充分发挥并维持设备固有能力，发挥人员自身能力，把人和设备系统维持达到最高极限状态，提高设备、人员、管理的效率，减少不良作业或再作业，使投入最小化，才能达到人员、设备、材料、方法的最优化，综合利润最大化。

※ 成本

成本在本质上是一种价值牺牲，它可用货币单位加以计量。它作为实现一定的目的而付出资源的价值牺牲，可以是多种资源的价值牺牲，也可以是某些方面的资源价值牺牲。成本的构成包括材料、燃料、折旧、工资等多方面内容。成本是计算医院盈亏的依据，是医院和科室进行决策的依据，是综合反映医院工作业绩的重要指标。在相同的品质之下，谁的成本越低，谁的竞争力就越强，谁就越有持续发展下去的可能。6S 管理可以减少各种浪费，避免不均衡，大幅度地提高效率，从而达到成本最优化。

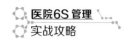

　　6S 管理是加强工作现场管理的神奇手段，是提高产品和服务质量的有效方法，是提升员工素质的有效载体，是优化医院形象的有效措施。6S 管理的核心是培养员工素养，重点是研究工作现场的作业情况，本质是养成员工良好职业习惯，关键是建立长效管理机制，实现标准化工作常态化。

第六章

企业 6S 管理如何化医疗所用

随着6S管理被企业引入中国，在印证了这些企业产品质量、员工素养等方面都有所提高后，部分医院和事业单位也开始步入了6S管理的浪潮当中。但并非所有推行6S管理的企业和单位都能取得好的成果，有些投了大量资金却惹得怨声载道，甚者在网络上流传出怨言无数，大大影响了其品牌形象。长期流言蜚语的影响，导致很多人都以为6S管理只是劳民伤财，什么"现场管理"，做的只是表面功夫，只是彻底的、全面的大扫除，最多就是短期、表面的改善，一点实际用处都没有！有些人甚至认为，6S管理要控制工作现场和库存物资数量，一旦工作起来出现缺少物资、耗材、试剂等情况，就会赖在6S管理的头上，都怪6S管理限制了进货量和现场的摆放量，使大家干起活来要什么没什么！说到底，这个6S管理，只会徒增工作负担，压根没有人愿意去做。

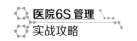

对于人流和物流密集、事物和流程繁复的医院来讲，医务人员工作繁忙、压力山大，没有人会愿意去做多一点点与"医疗服务无关"的东西。那究竟如何将企业6S管理这个神奇法宝运用到医院管理当中呢？

很多人都会认为，好的方法是可以复制的，因此，只要把人家的经验、内容、制度、标准等所有东西通通都照抄过来，直接套到自己医院或者部门就好了，方便快捷、一步到位。但实际上这样并不可行，特别是对于医疗机构。因为，如果只是简单粗暴地照搬企业或者是别的医院6S管理的内容，这样只会把宝贵的精力和时间都浪费在标识和清洁上面，却没有关注到自身流程设计、空间规划等方面的根本问题，没有从根本上思考如何对医院、科室、部门进行改善，如何对既定的标准、规范进行持续改进，这样推行所谓的"6S管理"是不会有好结果的，真的倒不如不做，节约人力物力。

正如前文所说，6S管理是其他管理工具的实施基础和平台，当医院想通过改善来获得战略竞争力的时候，就要从根本出发，从6S管理开始搭起科学的管理平台，从流程设计开始着手，从全员宣教开始启动，制订一套完善的计划，有针对性、有策略性地开展6S管理活动。

当医院决定要推行6S管理时，需要寻找一个适当的管理活动启动时机，在启动前参访开展6S管理的优秀机构，聘请专家为中层及骨干人员进行6S管理培训，令中层管理干部和骨干人员对6S管理有初步的认识。随后成立医院推行6S管理的组织，拟订活动开展计划，试点探索适合自己的推行方案和细则，拟订自己医院的6S管理实施办法，开展全面宣传教育和全员普及培训，指导全院推广实施 6S 管理，组织 6S 管理成果展示比赛以发扬优秀成果，拟订医院 6S 管理实施细则及监督机制，以落实持续改进。

第一节　成立 6S 管理推行组织

医院推行 6S 管理不能盲目，想到哪点就做哪点，需要设立牵头推行和持续管理的组织，建议成立院科两级的 6S 管理推行组织，在推广初期从上而下有计划地推行。

一、成立医院 6S 管理推行领导小组

医院 6S 管理推行领导小组全面负责医院 6S 管理工作的统筹和协调。领导小组下设办公室，建议设于医院办公室、质量管理办公室或医疗品质管理中心等可统筹协调处置的部门。

（一）医院 6S 管理推行领导小组组织架构

组织架构包括项目督导、组长、副组长及小组成员。(图6-1)

（二）医院 6S 管理推行领导小组人员职责

1. 项目督导负责对项目的推广实施给出指导性意见，建议由医院院长担任。

2. 组长和副组长负责主持和协调管理推行领导小组工作，对 6S 管理推进工作中的关键性问题做出决策性指示，建议组长由分管副院长担任，副组长由医院办公室、质量管理办公室或者医疗品质管理中心负责人担任。

3. 组员负责制订具体的推广实施方案、相关管理制度，监

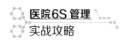
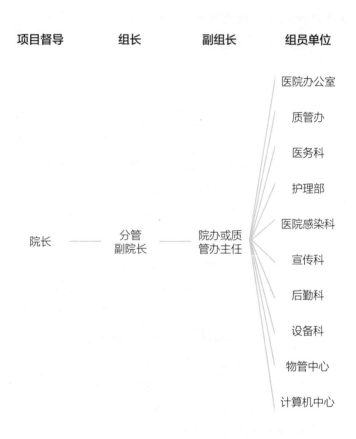

图 6-1　医院 6S 管理推行领导小组组织架构图

督各科室的 6S 管理工作实施情况，建议由各相关职能部门主管或主要领导担任。相关职能部门可以包括医院办公室、质量与安全管理办公室、医务科、护理部、医院感染科、宣传科、后勤管理科、医疗设备科、物业管理中心、计算机中心等。

（三）医院 6S 管理推行领导小组工作内容

1. 全面参与协调医院 6S 管理工作，制订推行 6S 管理的计划、阶段性目标、推行措施及相关制度。

2. 制订本医院的 6S 管理推行手册及考评细则。

3. 定期进行总结评比，建立考核奖励机制。

4. 院内统一调配、处理闲置物品（药品、器械、耗材等物资），协助解决 6S 管理推进过程中出现的跨部门问题。

5. 组织对全院员工进行宣传教育，并定期安排交流分享。

二、成立科室 6S 管理工作小组

为更好地落实、开展 6S 管理工作，各科室分别成立 6S 管理工作小组，负责本科室 6S 管理工作的开展。

（一）科室 6S 管理工作小组组织架构

建议由科室负责人（科主任）担任组长，科室副主任、护士长担任副组长，科室指定 1~2 人担任促进委员（联络员）、指定 3~5 人作为组员。（图 6-2）

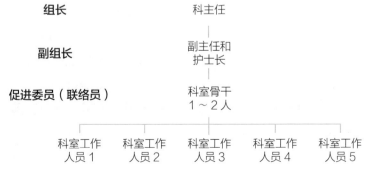

图 6-2　科室 6S 管理工作小组组织架构图

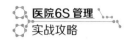
（二）科室 6S 管理工作小组人员职责

1. 组长　为科室 6S 管理工作第一责任人，负责统筹、安排本科室的 6S 管理工作，监督本科室 6S 管理持续执行情况，协调沟通需跨部门工作的事项。

2. 副组长　负责协助组长开展和监督实施工作，确定促进委员和组员名单，制订科室 6S 管理具体实施方案并落实执行，制订科室奖惩机制，定期沟通及检讨，并协调解决问题。

3. 促进委员（联络员）　协助组长、副组长实施本科室 6S 管理工作，收集实施过程中遇到的问题，并及时与组长、副组长协商解决。

4. 组员　负责 6S 管理工作的具体实施，及时反馈实施过程中存在的问题，共同商讨问题的解决方案等。

第二节　制订 6S 管理推行实施计划

一、计划是行动的保护伞

未来不是现实，未来的事情往往很少能确定。就如同航海，你在航行的过程中不知道会不会有风暴，即使天气预报，有时也会失误。有人说，反正情况总会发生变化，未来也难以确定，现在制订计划又有什么用，不是白费力气吗？此乃庸人之见。

正是因为未来的不确定性及各种情况的变化，反而使得计划更加重要。何以见得？这是因为计划是行动的保护伞。

计划像一座桥，联结我们现在所处的位置和你想要去的地方。同样，计划是联结目标与目标之间的桥梁，也是联结目标和行动的桥梁。如果没有计划，一旦情况发生变化，措手不及，必败无疑。如果没有计划，实现目标往往可能是一句空话。

计划的过程中必须对将来作一些初步的预测，分析哪些事情可能会发生，哪些事情可能会变化。在做出准确的预测后，制订出行动方案。一旦未来发生变化，就能从容对付。如果你是一个股民，你必须对股市行情做出一些分析，哪些股可能会升，哪些股可能会降；如果升，我将购买多少，如果降，我应抛出多少。只有做出计划，你才能操纵自如，稳获利润。

即使将来的所有情况都是确定的，你还是需要做计划。你必须选择完成某一目标的最好方法，使行为更有效率，实现目标更有利。情况一旦确定，并不等于你只有一条路可走，往往你会面临多种选择。比如，你从上海至北京旅游，天气情况无变化，汽车票、火车票、飞机票均无变化，你选择哪一种交通工具呢？坐飞机时间短，但价格太贵；汽车、火车速度慢一些，但价格便宜。你是要时间，还是要价格，这些都必须考虑清楚，做出计划。

从经济学的观点看，人总是追求效用最大化，也就是说让每一分钱都花得值，并且效用越大越好。从这一目的出发，制订计划更是有必要的。一切在计划范围内，就能做到游刃有余。此外，在实现目标的过程中，没有计划而导致的各种损失也不可忽略，比如宝贵的时间及其他直接经济损失。

没有计划的人生杂乱无章，看似忙碌却是空缺。因此，有计划，才会让我们心中有谱，遇事不慌。有计划，就要有目标。有目标，才有努力的方向，才能使活动严谨细致、循序渐进、逐次提高、稳步前进。

计划对于人生来说相当重要，如果你在计划上失败了，那你注定会在执行上失败。管理活动计划对于组织（如医院、部门）来说，更是无比重要。

我们正处在一个新技术革命不断孕育、发生和发展的时代，变革和经济发展带来了机会，同时也带来了风险。环境在迅速变化（Change），竞争（Competition）日益加剧，客户（Customer）在市场上日益占据主导地位。在这样的环境下，计划工作就是要确定组织长期发展的方向，制订周密的长期计划和行动计划，充分利用机会，最大限度地降低风险，实现组织的目标。

二、制订计划的方法

计划作为管理过程的起点，是在一定时间内对组织预期目标和行动方案所作出的选择和具体安排，即确定组织未来发展目标及实现目标的方式，是一切管理活动的前提。可以说，离开了计划，其他管理职能就无法行使。有效的计划不仅为组织指明了发展的目标和方向、统一了组织的思想，同时也为组织制订行动步骤提供了衡量的基点，它是名副其实的第一职能。

计划工作是全部管理职能中最基本的职能。计划工作就是要确定组织的目标及实现这些目标的途径。主管人员围绕着计划规定的目标，去从事组织工作、领导工作和控制工作，以达到预定的目标。为使组织中各种活动能够有节奏地进行，必须有良好的计划工作。

制订计划可以分为三个步骤。一是决定组织将要追求的目标。

二是决定为了实现这一目标需要采取的行动路线，也就是制订整体战略以实现这些目标，以及将计划逐层展开，以便协调和将各种活动一体化。三是决定如何配置组织资源来实现上述目标。

三、设定计划目标的原则

要想设定一个科学合理的目标，就要遵循 SMART 原则。所谓 SMART 原则，即①目标必须是具体的（Specific）；②目标必须是可以衡量的（Measurable）；③目标必须是可以达到的（Attainable）；④目标必须和其他目标具有相关性（Relevant）；⑤目标必须具有明确的截止期限（Time-based）。

在遵循 SMART 原则设定目标的同时，应考虑技术、经济、运行等方面的因素，使目标切实可行、便于测量，以便于检查和评价其完成的情况。

四、设定目标的方法

医院管理层应根据市场竞争的变化、医院现场管理的问题、推行精益医院管理的要求以及医院评审的标准，提出设定期望的目标，作为 6S 管理努力的方向和总结评价的依据。既要明确最终达成的目标，也要明确中间过程的目标。一般情况下，应先制订医院的整体目标，再根据 6S 管理内容分解成年度目标和各活动阶段目标。随后，将医院的目标细分到各个大小部门、员工的具体目标。每一个目标，都要明确 5W1H，即对要完成的 6S 管理活动，详细规定做什么、谁来做、何时做、何地做、为何做、如何做。除此之外，每一个目标都要具体明确，做到

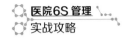

完成时间和数量清晰，并且下一级的目标要与上一级的目标一致。为了便于目标的实施和考核，各个目标都要通过上下级协商制订，由目标执行人提出实施对策，并且明确其目标责任。

五、制订实施计划

（一）制订实施计划的原则

6S管理是一项长期性的管理改善工作，更是各种改善工具的实施平台，涉及管理的方方面面，6S管理能否成功推行，就要看实施计划的具体步骤和可操作性了。因此，必须坚持目标导向和问题导向相统一，从小处着眼、从大处着手，做好顶层设计的同时，结合自身情况，找准定位，从实际出发，发挥自身优势，采取针对性的措施解决实际问题，并形成自身发展的特色。

（二）制订实施计划的方式

医院6S管理活动实施计划可分成两个层次，一是医院根据年度工作计划等实际情况，拟订医院6S管理实施计划，设定医院总体目标；二是各个部门和科室根据医院的总体安排，结合自身的职责，设定各自的实施计划和目标。

在推行活动初期，建议采取自上而下的方式，通过对医院各职能部门、临床科室管理人员进行针对性宣教培训，加深医院中层管理人员对6S管理方法及其与其他科学管理工具、医院评审标准等之间关系的理解，拟订适合自己科室发展的实施计划。经过试点实施、经验总结，积累一定基础后，就可以拟订后续的持续改进方案，自下而上地推行下去。

实施计划要由相关人员共同参与拟订，确保计划具体、可行，并要考虑到推行的难点和重点，以及推行实施中的各种影响因素，尽量避免由于制订的失误导致计划执行的延迟。

（三）制订实施计划的方法

通过实施计划，将工作项目、具体实施方法及达成时间落实到相关责任人，明确职责，拟订实施计划甘特图，以便于追踪评估，确保能按计划落实各项工作。

甘特图（Gantt chart）是在 20 世纪初由亨利·甘特开发的，它直观地表明任务计划在什么时候进行，以及实际进展与计划要求的对比。甘特图基本上是一种线状图，横轴表示时间；纵轴表示安排的活动；线条表示在整个期间上计划的和实际的活动完成情况。它虽然简单但却是一种重要的工具，它使管理者很容易搞清楚一项任务或项目还剩下哪些工作要做，并且能够评估工作是提前了还是拖后了，或是在按计划如期进行。

（四）实施计划的内容

6S 管理是一项长期、持续、有效的活动过程。因此，在启动阶段，首先要制订医院 6S 管理推广实施方案。通过筹备、动员、宣教、试点、推广、总结、持续改进等阶段，达到医院发展的战略目标，获得战略竞争力。科室管理人员在熟悉 6S 管理活动具体实施原则与方法后，配合医院推广实施方案，制订科室实施计划和目标。

1. 医院 6S 管理推广计划　医院的推广计划，可以分为以下几个阶段内容进行。

（1）筹备阶段：成立医院 6S 管理推行领导小组、培训管理人员、制订医院 6S 管理推广计划和实施方案。

（2）试点阶段：选定试点科室、开展 6S 管理试点科室

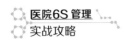
实践、根据试点经验制订医院6S管理推行手册（实施细则）、展示试点成果、颁布6S管理实施细则。

（3）推广阶段：全院推行6S管理、举办全院6S管理成果展示大赛、总结推广实施经验。

（4）发展阶段：制订医院6S管理实施办法、执行细则、监督机制，持续改进。

医院6S管理推广流程。（图6-3）

筹备阶段
· 成立医院6S管理领导小组
· 培训管理人员
· 制订医院6S管理推广实施方案

试点阶段
· 选定试点科室
· 开展6S管理试点实践
· 制订医院6S管理推行手册
· 展示试点成果
· 颁布6S管理实施细则

推广阶段
· 动员宣教
· 全院推行
· 举办6S管理成果展示大赛
· 总结推广实施经验

发展阶段
· 制订医院6S管理实施办法、执行细则、监督机制
· 监督落实、持续改进

图6-3　医院6S管理推广流程

2. 科室6S管理实施计划　科室6S管理推广，可以分为以下几个阶段内容进行。

（1）准备阶段：组建6S管理工作小组、动员与宣教。

（2）实施阶段：整理、整顿、清洁；规范、素养、安全。

（3）发展阶段：总结成果经验、制订科室6S管理实施办法、PDCA持续改进。

科室 6S 管理实施流程。（图 6-4 ）

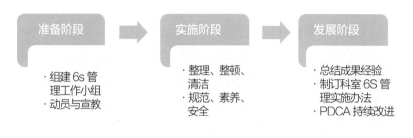

图 6-4　科室 6S 管理实施流程

第三节　宣传培训

6S 管理时刻都离不开宣传和培训。恰当且适时的宣传和培训，能使大家正确认识 6S 管理这个好东西，能让大家知道自己应该怎么做，能为他们带来什么好处。那么，究竟要如何进行宣传培训，才能达到事半功倍的效果呢？首先让我们了解一下什么是宣传，什么是培训，如何使两者有机结合，互为补充，相辅相成。

一、宣传 VS 培训

（一）宣传传播观念

宣传，字面上可以解释为宣布传达、讲解说明教育、传播宣扬。在新闻传播学上，宣传是运用各种有意义的方式传播一定的观念，以影响人们的思想，引导人们行动的一种社会行为。

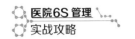
它的基本职能是传播一种观念，这种观念包括了理论、方针、政策、伦理道德及立场态度等。

（二）培训提升能力

简单理解，培训就是对某项技能的教学服务。培训是一种有组织的知识传递、技能传递、标准传递、信息传递、信念传递、管理训诫行为。培训是给新员工或现有员工传授其完成本职工作所必需的正确思维认知、基本知识和技能的过程。

为了达到统一的科学技术规范、标准化作业，需要通过目标规划设定、知识和信息传递、技能熟练演练、作业达成评测、结果交流公告等现代信息化的流程，让员工通过一定的教育训练技术手段，达到预期的水平。可以说，任何能提升个人战斗力、个人能力、工作能力的训练都可称为培训。

参加企业培训的主体是全部员工，由于员工担任的职位不同，因此培训方向是多样化的。一般来说，主要分为三大类：一是决策层人才，二是管理层人才，三是操作层人才。

培训方法有讲授法、演示法、研讨法、视听法、角色扮演法和案例研究法、模拟与游戏法等。各种教育培训的方法具有各自的优缺点，为了提高培训质量，往往需要将各种方法配合运用。

培训可以为经营管理带来如下 6 大好处。

1. 减少事故发生。

2. 改善工作质量。

3. 提高员工整体素质。

4. 降低损耗。

5. 提高研制开发新产品的能力。

6. 改进管理内容。

（三）"宣传"和"培训"是"亲兄弟"

宣传和培训，可以说是朝着一个目标进发的两个方法。两者相辅相成，不可分割，互为补充。

"宣传大哥"可以在任何时候，以多种亲切的方式，在熟悉的环境中，潜移默化地灌输正确的观念和信息给所有人。宣传利用员工可以随时随地接触到的诸如院刊、微信、微博等各种传统媒体和新媒体作为传播媒介，有图有真相地用最接地气、最有说服力的文字和图片解释说明、传播宣扬。

"培训小弟"是个技能老师。培训往往以技能传递为主，且时间侧重在开展活动或者工作前。由于时间和空间相对固定，而业务繁忙的一线工作人员，难以集中在一起进行培训，这样会导致培训需分时段、分批次进行，也会耗费大量的人力物力。

当"培训小弟"遇上"宣传大哥"，两者可以说是一见如故，相逢恨晚。"宣传大哥"是个八面玲珑、深得人心的人物，他可以把"培训小弟"甚至是整个活动都"罩"得妥妥的。因为，正确的宣传也是能达到教育效果。严格来说，宣传也可以算是培训的一种特殊形式。而且这个形式，比起普通传统的培训更加具有吸引力和亲和力，甚至更容易让人养成习惯。宣传可以是对内部客户，也可以是对外部客户。只要把培训的内容融合到宣传当中，无论是对内部成果分享，还是对外部的软文宣传，无形中都会将相应的资讯传送到员工的大脑里。这样一来，既能让参加培训的员工更好地巩固管理理念和掌握操作技能，也能让暂时没有参加培训的员工对管理理念和操作技能有初步的认识。因此，宣传和培训两兄弟联手打天下的话，绝对天下无敌了。

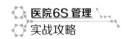

二、向宣传培训要管理成效

宣传和培训始终贯穿筹备、试点、推广、发展等6S管理的所有阶段。在不同的阶段，要针对不同人员类型、不同的管理项目，进行不同的宣传和培训活动。两者有机结合起来，方能取得卓越的管理成效。

（一）筹备阶段

当领导层决定推行6S管理的时候，就要开始对医院中层管理人员进行6S管理理念及知识等方面的培训。因为只有当管理人员熟知6S管理理念和方法后，方能根据医院的工作计划和实际情况，制订出适合自己发展的6S管理推广实施计划和方案。

在筹备阶段，可以邀请6S管理方面的专家讲师来为管理层介绍6S管理的方法和技巧；也可以组团参观开展6S管理的医院、企业，以加深感性认识。在此过程中，把培训和参观感受写成宣传文稿，在院内向员工传达一下6S管理理念，让大家开始对6S管理有个初步的、正确的认识。与此同时，建议挑选一批骨干分子进行重点理论培训和实际操练，人员可纳入医院6S管理领导小组下设办公室。这些骨干分子，是医院6S管理萌芽的种子，可作为医院6S管理协调专员，以协助试点及推广工作。

（二）试点阶段

当启动6S管理试点工作时，就要开始对试点部门的全体工作人员进行有针对性的培训。培训内容主要包括6S管理理念、管理方法、操作方法和技巧等方面的理论知识，以及作业现场的实际操作指导。

培训老师可以是医院之前重点培训的骨干分子，也可以请有医院 6S 管理经验的专家老师；要请授课老师根据各个试点的特色及实际情况，为其量身定制一个适合该试点的培训课件。在制作培训课件前，建议先到试点现场调查一下现况，并拍下照片留证；照片可以作为培训的引子，让大家正视问题，以问题为导向，针对问题所在，分析根本原因，引出解决问题的方法，由此带入 6S 管理。

在试点的过程中，试点部门遇到自己部门难以解决的问题，要立即与医院 6S 管理领导小组下设办公室负责人员联系，可以让骨干分子到现场了解情况，根据实际情况调研分析后，协助协调解决问题，必要时邀请相应管理项目的专家作解答。

在试点工作的整个过程当中，宣传工作要紧跟 6S 管理实施的步伐，每周撰写 6S 管理试点工作简报，动态报道试点实施情况，普及宣传实施技巧，在让全院人员看到管理成效的同时，也鞭策试点部门继续努力。

（三）推广阶段

试点实施成功后，医院组织全院中层及骨干人员参加医院 6S 管理动员大会。大会内容主要分成两大部分，一是由医院 6S 管理领导小组办公室负责人汇报试点工作的整体成果，二是由各个试点部门负责人介绍 6S 管理实施成功经验及管理成效。动员大会将 6S 管理实施试点成效呈现给全院中层管理者及骨干人员，用事实和数据说话，使大家对 6S 管理产生信心，并通过试点的经验介绍，使大家对 6S 管理实施产生感性认识和灵感启发，也便于骨干分子日后在作业现场能更有效地开展 6S 管理工作。

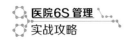

动员大会后，医院根据实际情况，按片区或管理项目，分批次组织多场大型的全院工作人员 6S 管理知识培训系列专场，培训内容包括 6S 管理的内容、目的、实施方法、检查办法等。

理论培训后，医院组织经验分享会，请相关科室人员到相应的试点部门参观交流，将管理知识和实战技巧普及到全院的每一位员工，也让大家亲身感受到 6S 管理为自己带来的好处。

医院还可以组织 6S 管理成果展示比赛，以比赛的方式，保证项目开展按既定进度进行，并在比赛过程中，收集参赛科室遇到的问题，集中拟订解决方案，及时解决问题，并将解决问题的方法传达给所有人，以作启发。

宣传攻势在此阶段要及时铺开，在院外宣传医院管理成效的同时，在院内院刊、宣传栏、网站、微信、微博和 OA 专栏等大力宣传和普及 6S 管理知识，让大家无论身处何时何地都看到"6S"，让"6S"无处不在、深入人心。

（四）发展阶段

医院或科室可设定每年一个"6S 管理月"或每月一个"6S 管理日"，定期进行 6S 管理知识的加强及再教育。在 6S 管理月里，可以举办各种活动及比赛（如创意成果展示、征文、漫画、海报设计活动等），提高员工的参与积极性，养成员工良好的行为习惯。

针对新入职员工也要进行包括 6S 管理在内的医院精益管理知识岗前培训，让员工从新入职开始就有精益的理念，为日后培养良好的素养打下坚实的基础。

第四节　试点实践

不同的地方，不同的医院，都会有不同的特色与实际情况，6S 管理也只有"原则"，没有绝对的、统一的"标准"。每个医院都应该有一套属于自己的 6S 管理方法、实施细则、评分标准等。

如果在没有任何经验的情况下，直接全面推行 6S 管理，会导致员工因为信心和认识不足而造成积极性低下，甚至可能会影响正常医疗秩序。因此，不论医院规模大小，在全面推广前，要根据 6S 管理知识与原则，先在不同功能区域试点。通过试点实践，由易到难、由点到面，加深大家对 6S 管理实施要领的理解，形成有自己特色的创新理念与管理方法，归纳总结试点实践经验，形成适合自己的一套实施细则。

一、试点就得这样选

试点选择并非随意所为。选择适当的试点，能让实践成果显著，能使员工信心百倍，能让 6S 管理推广起来事半功倍。

试点的挑选原则和考虑因素如下。

1. 要具有代表性。选择可以横向推广的，且有教育和促进意义的区域。

2. 考虑实施难易程度。

3. 考虑医院迫切需要改善的，或是影响深远的项目、部门。

4. 效果直观，容易看到进步和成绩的区域；选择容易出成果、效果明显的区域。

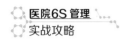
医院有着复杂多样的动线流程和不同作业类型的工作场所，需根据各个场所和各个作业的特点，选择有代表性的、可横向复制的试点部门。一般情况下，可以在不同功能区域如临床片区、办公片区、后勤片区等，各选取 1 ~ 2 个科室作为试点部门；也可以根据可复制性，选择试点做样板间。

二、试点就该这样做

在选定试点部门后，医院 6S 管理推行领导小组办公室组织试点部门负责人和业务骨干召开启动会议，进行动员与培训；派驻医院 6S 管理协调专员协助试点部门开展 6S 管理活动。

试点部门在医院 6S 管理协调专员的协助下，结合自身的特点拟订实施计划和具体实施方案，培训工作人员；根据岗位实际情况，重新捋顺工作流程和空间布局，全体人员共同协定流程改善方案和空间物品布局，通过 PDCA 持续改进，最后总结实践经验，形成自己部门的 6S 管理制度和细则。医院 6S 管理协调专员在协助科室开展 6S 管理试点活动过程中，逐步总结试点经验和教训，形成医院 6S 管理实施细则，撰写医院 6S 管理实施指南，供全院参考和推广之用。

第五节　全面推广

6S 管理成功的关键是全员参与。在试点实践成功后，就要全体总动员，推广至医院的每一个角落，以搭建精益管理的基础实施平台。

一、向试点要经验

由医院 6S 管理推行领导小组办公室的 6S 管理协调专员负责归纳总结试点经验，制订适合本医院的 6S 管理实施原则和试行版的推行手册，交医院 6S 管理推行领导小组审核通过后，颁布 6S 管理试行版的实施办法或指南，在 OA 设置专栏发布各种 6S 管理方法、表格以及标识管理规范等，指导全院各科室开展 6S 管理活动，统筹协调处置闲置物品，统一规范全院的标识、划线、线路集束、物品定置等需要标准化管理的事项，鼓励各科在符合医院等级评审要求和（或）JCI 认证标准的基础上发挥创意，优化流程，合理配置空间与资源。

发挥试点科室的样板示范作用，请试点科室在全院大会上进行 6S 管理的经验分享和成果展示演讲，促进科室之间的经验交流和共同进步。

二、向比赛要成果

医院可以通过举办 6S 管理成果展示大赛，展示管理实施方法及创新管理理念，提升各科室精益管理理念和运用管理工具的能力，提高医院运营管理效益；奖励在 6S 管理活动中表现优秀的科室，激励其继续发挥表率作用，带领其他科室共同进步。

比赛可由医院 6S 管理推行领导小组组织，活动组织机构设在医院办公室或小组指导统筹机构。比赛可分初赛和决赛两部分。初赛报名设在全院推行 6S 管理的初期，以激发员工对 6S 管理活动的兴趣。医院 6S 管理推行领导小组可组织专家对报名参赛的科室进行辅导，协助其解决实施过程中的困难，从

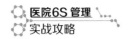

而推进全院 6S 管理活动的步伐。决赛设在全院推行 6S 管理的中期，以督促员工向标杆科室学习。

　　举办 6S 管理成果展示大赛既是一种促进的手段，也是让各部门分享在实施 6S 工作中各种创新、改善和工作成果的一种有效途径，更是提升全院 6S 管理水平的一种方法，期待实施 6S 管理可以为广大市民带来满意的就医体验，也为医院管理带来巨大的改善。

第七章

如何让医院 6S 管理成效青春常驻

过去常常认为，追求品质的提升，必然会增加成本支出和资源投入，也因此使资源的掌握者或决策者都不太愿意做提升品质的动作，除非很有把握。但从戴明博士的理论来看，这样的想法是大错特错的！这样一来，只会使该产业与所服务的客户面临不好的恶性循环，久而久之，就会使自己退出竞争的行列。

戴明博士的品质理论及精益管理理论当中，都提及一项重要的结论：品质增高的时候，成本就会降低，同时生产力、效率也会提高。质量和生产力之间存在着紧密联系，即提高质量就能减少浪费，因为不需要返工、重做，加上提高质量也要求生产部门缩短整备时间，因此可提高机器和材料的使用效率，并且还可以做到及时交货，在下游客户群中建立商誉等。总之，提高质量就等于提高了生产力，如此，企业才能以更佳的质量和更低的价格去攫取更多的市场机会。

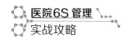
提升品质固然是医疗服务提供者一直以来追求的目标，但是不惜任何成本去提升品质也是不科学的。无论是公立医院还是民营医院，在有限的医疗资源中，节约医疗成本都是必需的。因此，提供医疗服务时，应该考虑到医疗可近性、品质和成本三者之间的平衡。

医疗质量要得到可靠的保证，医院就必须推行全面质量管理（TQM），而推行TQM就需要良好的管理基础，6S管理就是TQM的第一步，是提升医院管理基础的第一步。因为6S管理是全员参与的基础管理活动，是获得改善动力的捷径。如果一家医院连最基本的现场管理都做不好，很难令人相信他能够有多好的医疗质量；如果一家医院连工作流程都不通畅，更难令人相信TQM中诸如品质改善小组（QIT）、品管圈（QCC）、提案制度小组、国际标准化组织（ISO）和业务流程管理（BPM）等众多方法能够顺利推行。如果连6S管理这种能让员工直接受益、容易取得成绩和获得乐趣的活动，员工都不愿意投入其中，那么更难想象全院开展TQM的景象。所以说，6S管理是培养员工接受先进管理方法、养成良好工作习惯、培养优秀素养的第一步，是提升医院基础管理水平的第一步，是推行全面质量管理的第一步。

多数企业或医院都会以检查、考核、奖惩等的形式来达到维持或持续改进的目的，但很多时候这些形式就变成了员工深恶痛绝的检查、检查、再检查，慢慢地就会变得麻木，不予理会。所谓的自查，慢慢地就会从检查现场、填写查检表格变成随手例行"打钩"，根本不会去核查现场情况；所谓的例行或定期检查，最终就会回归到检查前的大扫除。

为保证 6S 管理能持续开展，促使员工形成良好的职业素养，达到 TQM 的目的，医院 6S 管理推行领导小组首先要针对自己医院发展的实际情况进行 SWOT（S-strengths 优势、W-weaknesses 劣势、O-opportunities 机会、T-threats 威胁）分析，即基于内外部竞争环境和竞争条件下的态势分析，就是通过调查列举与研究对象密切相关的各种主要内部优势、劣势和外部的机会和威胁等，依照矩阵形式排列，然后用系统分析的思想，把各种因素相互匹配起来加以分析，从而根据研究结果制订相应的发展战略、计划及对策等。按照竞争战略的完整概念，战略应是一个机构"能够做的"（即组织的强项和弱项）和"可能做的"（即环境的机会和威胁）之间的有机组合。因此，医院运用 SWOT 方法制订发展战略、计划与对策后，就要根据这些来作为指导，总结全院推广 6S 管理的实践成果和经验，制订适合自身战略发展的 6S 管理管理实施办法、执行细则、持续开展方案和监督管理机制，以定期或不定期巡查及年度成果展示大赛等各种各样适合自己医院的形式进行正向激励并持续改进，不断吸收、消化 6S 管理的精髓，与医院制度、标准化操作规程等有效融合，使 6S 管理常态化。具体可参见《佛山市中医院 6S 管理持续改进实施办法》（详见第十章）。

要想提升医疗品质，就必须先对每一项医疗服务设定一个标准（平均值）、一个允许范围（标准差），这样才可以在执行中找到不合标准的异常去改善，改善之后再设定一个新的标准和允许范围，最后再找不合标准的异常去改善，如此周而复始，不断提升医疗品质以提供卓越的医疗服务，并达到控制成本的目的。因此，在进行品质管理时，一是要利用平均值设定标准，

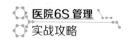

二是利用差异性管控流程，三是针对差异原因不断改善，并优化标准。

以往，在设立标准规范后，还要进行品质保证（QA）活动，即通过事后评估的方式找出问题，再采取教育、研究改进或奖励处罚等的手段来维持品质。到了20世纪90年代，随着品质管理范围的扩大，统计和品质管理技术的加强，对及时性和主动性有了更高的要求，逐渐朝着持续品质改善（CQI）迈进。CQI其实是QA活动的延伸，是从以往的事后评估，向事前主动或同步评估发展，并突破了QA活动较为本位的做法，加强了纵向和横向的统合，更能帮助医院提升品质，节约成本，而且，CQI要求的是结构、过程和结果并重，通过团队合作及不断地改进，以达到令客户满意的目的。

CQI的方法有很多，例如品管圈、PDCA、根本原因分析（RCA）、医疗失效模式与效应分析（FMEA）等。在进行6S管理的时候，需要根据实际情况，综合运用这些管理方法，以达到持续质量改善的目的。医院管理层在此起到激发员工潜能、引导员工主动自觉地去发掘问题并结合团体智慧共同解决问题的关键作用，如此，才能让6S管理永葆青春！

我们推行 6S 管理的感悟

全员参与是关键

创新模式是发展

正面激励是动力

持续改进是永恒

品质提升是目的

客户满意是目标

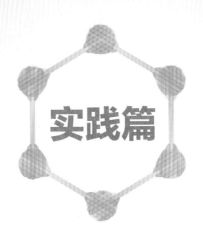

实践篇

为什么做 6S 管理

怎样做 6S 管理

6S 管理工具箱

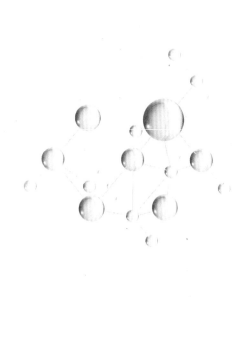

第八章

为什么做 6S 管理

※ 没有满意的员工就没有满意的顾客

随着医疗市场的发展，提供优质医疗服务成为市民选择就医地点的首要条件。那医院如何提供优质的医疗服务呢？优质医疗服务的本质是以患者为中心，关注患者的就医体验，从就医的各个环节全方位地为患者提供符合其需求的服务，而核心则是要关注内部员工的满意度。正如没有满意的员工就没有满意的顾客，只有员工拥有轻松愉快的心情，才能全身心地真诚为患者服务。

※ 我们是满意的员工吗

作为员工的我们，如果每天都在紧张烦乱地工作，经常忙于在一堆杂乱无章的物品中寻找想要的物品，好不容易找到了却发现物品因过期或损坏而不能用；当我们急着想要寻找某样

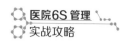
物品的时候，却发现物品被用完了但没有及时被补充，我们又怎么可能会心情愉快呢？此外，在忙碌的工作中难免会出现错误，但因为系统管理不完善而没有被及时发现，造成了不良事件，那作为员工的我们心情是否也会被影响呢？

※ 6S 管理能帮助我们解决什么问题

要解决这些问题，6S 管理可以帮助我们。6S 管理包括整理、整顿、清洁、规范、素养、安全六个阶段。通过整理，彻底清除不要的事和物，塑造一个清爽的工作场所，防止物品被误用、误送；通过整顿，根据工作需求合理定置物品，消除"寻找"的浪费，有效提高工作效率；通过清洁，清除工作现场内的脏污，并定期对物品进行查检，确保现场物品使用的有效性及安全性；通过规范，使日常管理"透明化""目视化"，让每位员工都明确自己的岗位职责，共同维护前三阶段的成果；通过素养，培养员工良好的习惯，营造团队精神；通过安全，营造医疗安全氛围，确保员工在工作中的人身安全和医疗质量安全。

※ 6S 管理是员工的事情吗

也许大家会认为 6S 管理是领导的管理工作，跟我们一线员工有什么关系呢？

事实上，我们一线员工是直接参与到现场的各项工作中，是最了解现场工作情况的人，因此我们是优秀的发现者。我们清楚地知道日常工作中存在着什么样的问题，存在着怎样的安全隐患，出现最多的问题是哪几项。我们参与到 6S 管理工作中，能够协助领导通过科学的方法，把握改善的重点，从而进行有针对性的改善。此外，我们还是优秀的献策者。我们了解现场工作中的各项流程，以及各种物品的使用情况，因此我们可以运用 6S 管理的相关原则，结合日常工作经验，协助领导拟订物品的定置方法，及相关的管理制度。我们还可以发挥自己的创意，设计各种防呆装置来提高我们工作的效率和安全性。

也许大家会认为 6S 管理就是一场清洁活动，让工作场所好看一点，但过一段时间就会恢复原来的样子。

其实这只是大家对 6S 管理的一种误解。6S 管理的核心价值不是让工作现场保持干净，而是在于减少工作中存在的浪费，提高现场工作的效率，保障医疗服务的质量和安全。6S 管理的工作都需要围绕这个核心价值来开展。而且它是一项持续开展的工作，需要我们外化于形，内固于心，持之以恒。

也许大家还会认为平时工作就很忙，难以抽时间做 6S 管理。

是的，做 6S 管理确实需要花费一定的时间，但"千里之行起于足下"，只要我们每天花一点点时间，一点点心思，我们能收获的，绝对不只是一点点。首先，6S 管理可以提高工作效率。你一年花在找东西上的时间比用来做 6S 管理的时间要多得多。所以，"磨刀不误砍柴工"，养成做 6S 管理的习惯可以帮我们节省大量的时间，把这些时间用在工作上不是更有效率吗？其次，干净整洁的工作环境能让我们的心情变好，不再乱中出错，我们的压力也会减轻。最后，整洁有序的环境能让我们知道自己需要什么，不需要什么。例如，我们不用再花钱去买那些工作现场已有的办公用品；也不用再忙于给各个部门打电话，只是为了要一份已有的文件。

第九章

怎样做 6S 管理

　　6S 管理包括整理、整顿、清洁、规范、素养、安全六个阶段，这六个阶段是一个循序渐进的过程，前一阶段是后一阶段的基础，后一阶段是前一阶段的晋级。有许多人误认为只要把物品摆整齐，然后打扫干净，贴上标识，就把 6S 管理做好了。其实这仅仅勉强完成了整顿、清洁的部分工作，所取得的成效并不是 6S 管理的最终成效。6S 管理中的六个阶段是环环相扣的，无论减少其中任何一个阶段，还是把各个阶段的顺序颠倒，都无法实现 6S 管理的最终成效。举个例子，如果你没有完成整理阶段，彻底清除不需要的物品，就直接进入整顿阶段，那工作现场中仍存在着大量不需要的物品，这些物品仍然占用着大量的空间，造成空间浪费。而在你整顿完以后，仍然需要花很长的时间在一堆杂物中寻找你想要的物品，造成时间的浪费。因此，要想取得 6S 管理的最终成效，必须一步一个脚印、踏踏实实地把各个阶段都落实执行。成功并没有捷径可走。

6S 管理的实施步骤。（图 9-1）

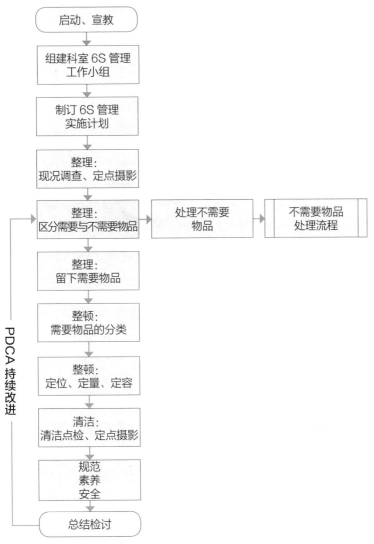

图 9-1　6S 管理的实施步骤流程图

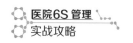
接下来，我们将按照实施步骤，逐个阶段具体地向大家介绍如何做 6S 管理。

第一节　前期准备

一、召开动员大会

在开展 6S 管理之初，通过召开动员大会，向科内全体员工介绍 6S 管理的内容、目的、实施方法、检查办法，说明科室内开展 6S 管理的缘由和好处，让全体员工充分了解什么是 6S 管理，我们为什么要做 6S 管理，我们要怎样做 6S 管理。只有让员工明白 6S 管理对我们的日常工作是有帮助的，才能更有效地鼓励全体员工积极参与到 6S 管理工作中。此外，可通过组织员工到院内或院外的标杆单位进行参观学习，互相交流分享 6S 管理的经验，让员工切实体会到 6S 管理的成效和作用，从而提高员工的参与积极性。

二、组建科室 6S 管理工作小组

为更好地落实、开展 6S 管理工作，科室内需组建一个 6S 管理工作小组，负责本科室 6S 管理工作的开展。6S 管理工作小组由组长、副组长、促进委员、组员组成，人数一般在 8 ~ 10 个为宜。建议由科室负责人担任组长，科室副主任、护士长担任副组长，组长、副组长指定 1 ~ 2 人担任促进委员、3 ~ 5 人作为组员。（图 9-2）

组内职责分工如下：

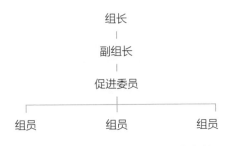

图 9-2　科室 6S 管理工作小组组织架构图

● **组长**

为科室 6S 管理工作第一责任人，负责统筹、安排本科室的 6S 管理工作，监督本科室 6S 管理持续执行情况，协调沟通需跨部门工作的事项。

● **副组长**

负责协助组长开展和监督实施工作，确定促进委员和组员名单，制订科室 6S 管理具体实施方案并落实执行，制订科室奖惩机制，定期沟通及检讨，并协调解决问题。

● **促进委员**

协助组长、副组长实施本科室 6S 管理工作，收集实施过程中遇到的问题，并及时与组长、副组长协商解决。

● **组员**

负责 6S 管理工作的具体实施，及时反馈实施过程中存在的问题等。

三、制订科室内 6S 管理实施计划

根据医院的相关要求和科室内的实际情况，制订科室内的 6S 管理实施计划甘特图（图 9-3）。

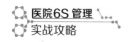

科室 6S 管理实施计划甘特图（参考）

项次	项目	2015年														备注
		9月				10月				11月				12月		
		1周	2周	3周	4周	1周	2周	3周	4周	1周	2周	3周	4周	1周	2周	
1	组建6s管理工作小组	… —														
2	动员与宣教	… —	…													
3	整理、整顿、清洁		…	…	…	…		…								
4	规范、素养、安全						…	…	…	…	…					
5	总结成果经验										…	…				
6	持续改进													…	…	

备注："…"为计划线；"—"为实施线。

图 9-3　科室 6S 管理实施计划甘特图

第二节　整理

一、目的和意义

　　整理，即把工作现场中的任何物品区分为需要的与不需要的，把需要的物品留下，把不需要的物品彻底清除，并定期处置。整理是推行 6S 管理的第一步，也是关键的一步，对达成 6S 管理的效果具有基础性的作用。如果整理做不好，则直接影响到 6S 管理后续几个步骤的质量。

　　整理的目的在于清除不需要的物品，增加作业空间，塑造清爽的工作场所，减少物品和空间的浪费，确保物有所用。（图9-4）

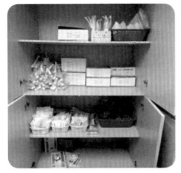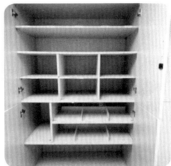

改善前　　　　　　　　　　　改善后

图 9-4　活用储物空间

　　整理的对象包括工作现场中所有看得到和看不到的地方。按照空间的布局可以分为三个层面，上层包括天花板、灯、空调出风口、消防喷水口等，中间层包括工作现场内的所有家具（如办公桌、物品柜、操作台、病床等）、医疗设备、四周的墙壁及墙壁上的物品等，下层则包括地面、铺设在地面上的电线、水管等。特别容易忽略的是那些不引人注意的地方，如仪器设备内部、桌子底部、物品柜顶部等。

　　整理的意义主要体现在以下几个方面。

（一）合理利用空间，保障物品使用的有效性

　　在物资库房等区域，往往会存在大量过期的或被隐藏忽略了的物品，这些物品不但造成现场工作空间的浪费，同时还存在着物品过期、滋生细菌等安全隐患。通过清除工作现场中不需要的物品，可以避免不需要的物品长期占用工作现场有限的空间，让常用的物品容易取放，同时还可以保证使用物品处于有效期内，且不容易被细菌等污染。（图 9-5）

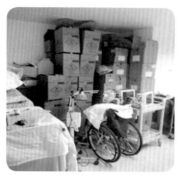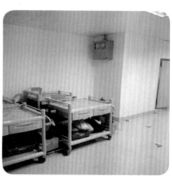

改善前 改善后

图9-5 优化准备间物品放置

（二）清除积压物品，减少库存，节省成本

通过对需要物品设定安全库存量，在满足日常工作需求的基础上尽可能减少库存物品数量，避免库存量过多。库存量的减少有利于降低库存资金占用成本，另外，物品无法及时使用，也会导致物品过期而造成资金浪费。（图9-6）

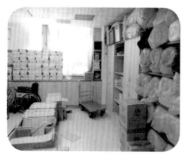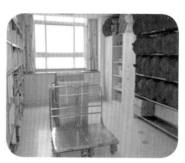

改善前 改善后

图9-6 清除积压物品，减少库存

（三）营造宽敞、明亮、清晰的工作现场，让员工心情舒畅

通过整理，清除多余物品，使工作现场随处都宽敞明亮，物品整齐有序、一目了然，员工不用每天苦于寻找各种物品，紧张烦乱地工作，心情自然变得舒畅，工作效率和工作质量也随之提升。（图9-7）

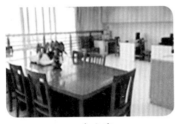 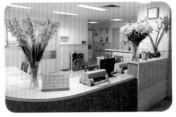

办公室　　　　　　　　　护士站台面

图9-7　舒适的工作现场

（四）减少不必要的碰撞和人为障碍，确保应急和消防通道顺畅

在门诊诊疗区域通道、病房通道、库房通道等常常会摆放过多的物品，如候诊椅、病床、医疗设备、货物架、临时存放的物品等，不但造成患者或工作人员出入不方便，还会造成不必要的碰撞导致人员损伤，更重要的是阻碍了应急和消防通道，存在着安全隐患。（图9-8）

二、实施步骤

（一）现况调查与定点摄影

也许我们已经习惯在杂乱的工作现场工作，不觉得我们的工作现场有什么问题。这时候，我们需要换个角度，把自己想

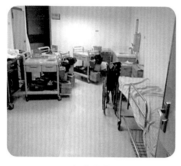 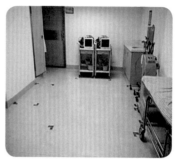

改善前准备间　　　　　　　　改善后准备间

图9-8　通道畅顺

象成客人，用客人的眼光对工作现场进行全面审视，包括看得见的地方，如办公桌上面、操作台上面、诊疗车上面、床头柜上面等容易发现的地方；看不见的地方，如办公桌底下、物品柜顶部、诊疗车里面、病床底下等不容易发现的地方。在全面检查的时候，注意为了保留项目改善资料和对比改善前后效果，对工作现场使用定点摄影的技巧。

技巧一：定点摄影

一、定点摄影的定义

站在同一地点，朝同一方向，同一高度，对同一的物品，用相机（或摄像机）将改善前、中、后情况拍摄下来，再将改善前、中、后的对比照片在目视板上揭示出来，是一种常用的6S活动方法。（图9-9）

二、定点摄影的作用

通过对现场情况的前后对比，能直观、明显地呈现

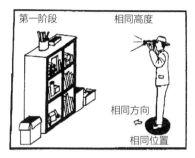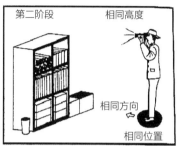

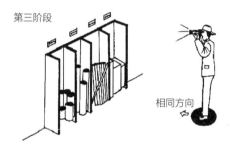

图 9-9　定点摄影的方法

改善效果，鼓励员工积极改善；还可以作为资料保存，用于医院的宣传工作。

三、定点摄影的方法

（一）宣教

拍照前做好拍摄人员的宣教工作，注意保护个人隐私，未经本人同意不可拍摄，避免暴露患者、工作人员正面清晰面部的照片，如确实无法避免，应于拍摄前与其说明，必要时在拍摄后做面部、特征部位的模糊处理。

（二）拍摄时机

1. 改善前照片拍摄　在未做任何修饰工作的原始状态下拍摄。

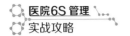

2. 改善中照片拍摄　在开展整理、整顿、清洁的过程中拍摄。

3. 改善后照片拍摄　完善6个S步骤后，对工作现场再次拍摄。

（三）照片的布局及要求

拍摄的照片要布局合理，重点突出。既要有拍摄局部区域的照片，也要有涵盖所有区域的全景照片。照片影像清晰、光线充足、主次分明，善用特写镜头，所摄物体的中心位置要对焦且在相片中央。

改善前、改善中、改善后的照片要有画面感，改善效果对比要有强的冲击力。

（四）选择地点

1. 可作为拍摄的地点　要选择最具有代表性的地方进行定点拍摄，通过缩小拍摄范围，以突出拍摄主题，如电脑布线、储物间、杂物柜、脏乱的卫生死角，布局不合理及给工作带来不便的地方等。

2. 不作为拍摄的地点　作业中的现场、设备、设施一般不适合拍摄，如正在工作的办公桌面、护士输液的诊疗车、正在修理的机器零件。

（五）照片命名、保存方式

照片按拍摄科室、区域、拍照重点、拍摄日期（年月日）、序号进行命名，如"×科护士站办公桌2015030501"。照片保存必须及时命名，分类整理，妥善备份保存。

（二）对工作现场空间、物品进行分类和盘点，清除不需要的物品

　　工作场所全面检查并实施定点摄影后，先对工作现场的空间进行盘点。空间的盘点包括整体空间的盘点和局部空间的盘点。整体空间的盘点要测量出整个工作区域的面积，并了解各个功能区域在整个工作区域中的布局情况，以及各个功能区域的面积。局部空间盘点则要测量出工作区域内，各种物品如物品柜、诊疗车、病床、货架等的体积，以便于在后面整顿阶段用于估算各类物品摆放的位置和数量。此外，可以进一步测量各种物品柜、抽屉、货架等的内部容积，以便于在整顿阶段更精准地测算出各个收纳空间可摆放物品的数量。如货架一个层面的长、宽、高分别为 200cm、60cm、50cm，一箱货物的长、宽、高分别为 100cm、30cm、50cm，根据货架的容积和货物的容积可以估算出一个层面可以摆放 4 箱货物。

　　完成对工作现场的空间进行盘点后，下一步则需要对工作现场内的所有物品进行逐一盘点。对物品进行盘点时，应对物品的名称、使用频率、规格、数量等进行登记，并根据工作场所的功能性质和物品的使用情况，将物品区分为需要物品和不需要物品。不需要物品是指工作现场中不再需要使用或与工作区域功能不相符的物品。不再需要使用的物品可按照是否有损坏进一步区分为可使用物品和不可使用物品。现场物品分类方法（图 9-10），不需要物品清单参考表（表 9-1）。盘点物品时，可根据现场实际情况，绘制相应的盘点登记表（表 9-2），以协助小组成员对现场物品进行盘点，同时可作为文件资料进行存档。

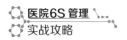
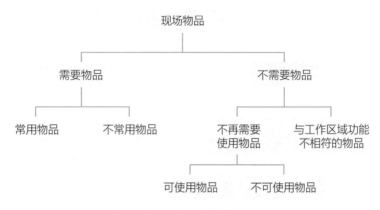

图 9-10　现场物品分类方法

表 9-1　不需要物品清单（参考）

位置	不需要物品
地板上	1. 不需要的医疗设备、医疗用品、诊疗器具 2. 不需要的垃圾筒 3. 水渍、血污 4. 废纸、灰尘、杂物、烟蒂、棉签、纱布 5. 污染的衣物、布单 6. 破的垫板、纸箱、抹布等
桌子或柜子	1. 无保存价值的病历手册、检验检查报告单、申请单 2. 无用的影像学胶片 3. 已过消毒有效期的物品 4. 过期的医疗用品 5. 破旧无用的书籍、杂志、报纸 6. 不需要的办公设备 7. 不需要的物资 8. 过期的食物、用品
墙壁上	1. 灰尘、污物 2. 过期海报、看报、月历、标语 3. 不需要的提案箱、卡片箱、挂架等 4. 非医院统一制作或不符合医院宣传风格的宣传板 5. 损坏的时钟 6. 过期的流程图、指示牌 7. 更改前部门牌、标识牌

续表

位置	不需要物品
吊着的	1. 不再使用的配线配管 2. 损坏的灯具 3. 破旧的窗帘 4. 更改前的悬挂式标识牌
工作区域功能不相符的	1. 放在工作区域内的生活用品，如食物、水杯、饭盒等 2. 放在办公区域内的诊疗用品，如酒精灯、消毒液、诊疗仪器等 3. 放在库房内的生活用品，如陪护床、洗脸盆等

表 9-2　6S 现场物品盘点登记表

盘点室间						盘点人		盘点时间	
序号	所在位置	物品名称	物品类别	数量	规格	使用频率 1.应急，2.每天，3.每周，4.每月，5.半年内，6.半年以上，7.不用		物品类别	
								需要物品	不需要物品
1									
2									
3									
4									
5									
6									
7									
8									
9									
10									

除了上述根据物品使用频率来区分需要物品和不需要物品外，还可以运用抽屉法来进行判断。（图 9-11）

坚决清除不需要物品是整理的关键环节。重点是要清除那些明显的垃圾、不再使用的物品或不属于工作现场的物品。可

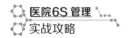

第一步：根据每天、每周、每月的工作任务，列出物品清单

第二步：对工作现场物品进行简单规整

第三步：根据物品清单，挑选出工作所需的物品

第四步：对不在物品清单之列的物品，进行清除处理

图9-11　抽屉法

根据物品的不同性质，实施不同的处理方法。对于与工作区域功能不相符的物品，可重新调整物品摆放的区域，使物品的使用功能与工作区域的功能相符合。如工作区域内的生活用品，可以调整放置在休息室、值班房等生活区域；办公区域内的诊疗用品，则调整放置到诊疗室、病房等用于诊疗工作的区域。对于没有损坏的不需要物品，可以交至相关的主管部门，由主管部门根据各个科室的需求进行二次调配，有利于减少医院用于购置物品的成本。对于损坏的物品，则要及时报废处理，避免因废弃物品的堆积造成工作现场空间的浪费。不需要的物品清理出来后，必须立即处理掉。(图9-12)

私人物品应放置在科室所设置的私人物品存放空间内，并定期清理不需要的私人物品，留下适量日常需要使用的物品。

（三）循环整理

现场的物品经过一段时间使用后，必然会产生新的不需要

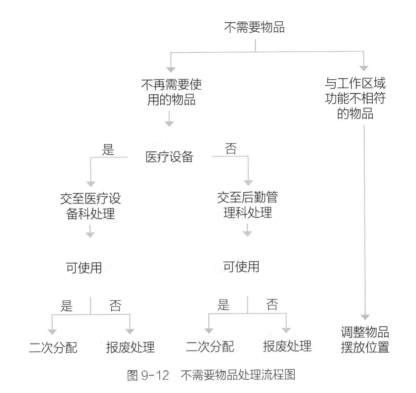

图 9-12 不需要物品处理流程图

物品。因此，经过首次整理、清除不需要物品后，仍需定期对现场物品进行检查、清理和处理，如护士每天清理诊疗车上过期的消毒用品，医生每天整理办公桌上的资料等。只有周而复始、持之以恒地进行整理，才能使整理效果常态化。

（四）注意事项

1. 在对仓库物资进行分类整理时，可根据仓库工作特性将其分为常备物资、非常备物资、长期无科室申领的物资、过期物资，对整理出的长期无科室申领的物资和过期物资，需按照医院的财务管理制度和仓库管理制度，对该类物资进行盘亏

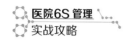

处理。

2. 在整理过程中，区分需要与不需要的物品主要是依据物品的使用价值，而不是原购买价值。有些物品的购买价值很高，但如果长期不使用，那它的使用价值就很低，这些物品也应该及时处理掉。此外，物品的分类需要由小组的成员共同商讨完成，甚至征询临床科室意见，不能仅凭个人的经验来判断该物品属于需要物品还是不需要物品。

3. 很多人在清理物品的时候总是舍不得，总觉得以后可能会用到这些物品，结果导致很多的不需要物品堆积在现场，既占用了工作现场的空间，又造成了物品管理成本的增加，影响了6S管理的实施效果。事实上，规范现场管理所带来的效益往往会大于物品的购买价值。因此，坚决清除不需要物品是整理阶段的关键点。

4. 整理需要彻底清除不需要物品，但并不等于清除所用旧的物品。把现场需要且可用的物品清理出去，换成全新的物品，这是对6S管理的错误理解。6S管理不是搞装修工程，目的不在于把表面工作做好，而是要围绕提高工作效率和员工素养展开。

第三节　整顿

一、目的和意义

整顿是将需要的物品根据其种类、性质、用途分门别类后，以拿取方便、流程顺畅为目的确定其放置位置及数量，并对所有物品进行适当的标识，以防止物品积压及误用、误送，提升工作效率。经过整理后，留在工作现场的都是我们需要用到的物品。但如果这些物品随意摆放，仍然会造成工作现场的混乱，工作效率的下降，仍然会存在这样或那样的安全隐患。久而久之，工作现场又恢复到原来杂乱无章的场景，丧失了整理阶段所取得的成效。因此，在完成整理阶段之后，必须紧接着进入整顿阶段。

整顿的目的在于塑造整洁明朗、一目了然的工作场所，减少取放物品所需时间，提高员工工作效率，保持工作流程顺畅。整顿的核心是要做到"有物必分类，分类必定位，定位必标识"。也就是说，只要是现场留下的物品，都需要对其进行分类，分类完成后必须给每一件物品设定一个固定摆放的位置，让现场物品有家可"归"，设定的位置还必须贴上标识，让现场工作人员一看就知道这里摆放的是什么物品，当物品没有被及时放回原位或被错误摆放，也能让员工马上发现问题。

整顿的意义主要体现在以下几个方面。

（一）减少寻找物品时间，提高工作效率

整顿是在整理的基础上，进一步规范物品的定置管理和标识管理。其目的是要做到"拿取方便、流程顺畅"，营造一目了然的工作环境。无论是哪位员工，只要按着标识指引，顺藤摸瓜，便能在最短的时间内找到想要的物品，最大限度地减少员工寻找物品的时间，提高员工的工作效率。例如，采用不同颜色的文件夹放置不同类型的文件，并在文件柜上贴上文件索引目录和标识（图9-13），便能让员工快速找到想要的文件资料；根据化验流程的顺序来摆放相应的化

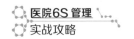
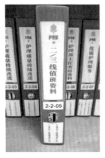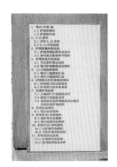

图9-13　文件索引目录和标识

学试剂，则有利于化验人员快速准确地拿到想要的试剂，提高化验人员的工作效率。

（二）避免误取、误用，且及时补充，保障医疗服务质量和安全

通过合理的定置，运用看板管理、颜色管理、防呆装置等方式，让员工准确拿到自己想要拿的物品。即使物品被拿错了，也能马上被发现，及时纠正错误，避免医疗差错的发生。此外，通过设置库存管理安全线等方式，使物品用至最低库存量时，能被员工及时发现并进行补充，确保现场所有物品都能满足日常工作需要。特别是急救物品的规范管理，不但能大大提高抢救流程的工作效率，更能避免乱中生错，确保每项抢救措施都是及时、准确，保障医疗服务的质量和安全。

二、实施步骤

整顿是整理工作的延续，是把整理后留在现场的需要物品进行"分门别类、定置管理"。结果是要做到任何人，特别是新员工或其他部门员工都能立即找到所需物品的放置位置，能立即取出所需物品；使用后能容易归位，如果没有归位或被错误摆放也能马上被发现。具体操作步骤如下。

（一）分析现状，优化工作流程及动线

在物品定置前，先对所在的工作场所（区域）和现有工作流程进行评估，评估内容包括空间布局、行走动线，以及工作流程的设计是否符合国家、省、市和医院的相关规定，是否存在不合理的地方等。如果存在不符合相关规定的，则要参照相关的规定重新制订各个区域的功能作用、作业流程标准；如果存在设计不合理的，则运用 ECRS 分析法对现有空间布局、行走动线、工作流程进行优化。

完成空间布局、行走动线、工作流程的优化后，需根据新的空间布局、行走动线、工作流程再次对工作现场进行评估，检查是否仍存在不合理的环节，是否仍有改进的空间。如果仍有需改进的地方，则要进一步去改善。

技巧二：ECRS 分析法

ECRS 分析法即取消（Eliminate）、合并（Combine）、重排（Rearrange）、简化（Simplify）。

1. 取消（Eliminate） 首先考虑该项工作有无取消的可能性。如果该项工作可以取消而又不影响医疗服务的质量和安全，则要把它取消，如重复的病人信息录入，不必要的行走、搬运等。如果该项工作不能全部取消，则可以考虑部分取消。例如，把感染性垃圾、厨余的后期处理外包给相关机构，这实际上也是一种

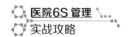
取消和改善。

2. 合并（Combine） 合并就是将两个或两个以上的工作步骤合并成一个。例如，把患者办理入院手续、社保手续、陪人手续的步骤合并，在同一柜台完成所有工作步骤，减少患者来回走动和信息的反复录入。合并后可以有效地消除重复现象，能取得较大的效果。

3. 重排（Rearrange） 重排也称为替换。就是通过改变工作程序，使工作的先后顺序重新组合，以达到改善工作的目的。例如，前后工作步骤的对换、手的动作改换为脚的动作、工作现场仪器设备位置的调整等。

4. 简化（Simplify） 经过取消、合并、重排之后，再对该项工作进一步进行更深入的分析研究，使现行方法尽量地简化，以最大限度地缩短作业时间，提高工作效率。例如，采用开放式的资料柜代替有柜门的资料柜，省去取放资料时反复打开柜门的动作；采用篮子存放物品代替用盒子存放物品，省去取放物品时反复打开盒盖的动作。简化就是一种工序的改善，也是局部范围的省略，整个范围的省略也就是取消。

（二）对现场物品进一步分类

经过整理，我们已经把现场的物品区分为需要物品和不需要物品，并把不需要的物品清离工作现场。接下来在整顿阶段，我们需要对留下的物品进一步分类。分类主要从两大方面进行：一方面，根据物品使用的频率分为常用物品和不常用物品；另一方面，根据物品的性质和用途区分为设备、药品、办公用品等不同类别的物品。需要物品的分类标准和规范需由医院统一制订，然后各部门、科室按照医院的统一标准严格执行。

1. 区分常用物品与不常用物品　常用物品与不常用物品的区分主要是依据物品的使用频率来判别。常用物品是指经常使用的物品；或随时可能需要使用的物品。如果没有它，就必须使用其他替代品，否则将影响正常工作。不常用物品则为使用周期较长的物品。

根据盘点表上需要物品的使用频率，参考常用物品与不常用物品的区分标准，便可将需要物品区分为常用物品和不常用物品。物品区分需由现场工作人员及部门主管共同商定。（表9-3）

表9-3　常用物品和不常用物品的区分与处理方法

类别	使用频率	处理方法	备注
常用物品	随时会需要	放在最方便的地方	急救车、灭火器
	每小时	放在最方便的地方	摆放整齐，标示清楚
	每天	现场存放（工作区域附近）	摆放整齐，标示清楚
	每周	现场存放	摆放整齐，标示清楚
不常用物品	每月	现场归类存放	摆放整齐，检查维护
	3个月以上	仓库存储	定期检查维护

2. 区分需要物品的类别　需要物品类别的区分主要是依据物品的性质和使用频率来进行判别。其分类标准可参考6S管理物品分类标准（表9-4）。

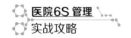

表9-4　6S管理物品分类参考标准

序号	分类	内容
1	设备	指科室的医疗用的诊断、诊疗、辅助设备 **诊断设备**，如心电图机、心电监护、运动平板诊断仪、血糖仪、CT机、MR机、医用X光机、超声诊断仪、肌电图仪、脑电图仪、骨密度检测仪，检验、光学设备等 **诊疗设备**，如除颤仪、呼吸机、中频诊疗仪、中药封包诊疗仪、电针诊疗仪、艾灸仪（盒）、牵引床、中药熏蒸仪、扣背机、吸痰机等 **辅助设备**，如消毒仪器、空气消毒机等
2	基础设施	指科室的医疗、卫生、生活等基本设施 如医疗设备带、呼叫系统、阅片灯箱、感染物品垃圾桶、医疗用非感染性垃圾桶、卫生间的镜子、洗手台、马桶、花洒、挂钩、清洗池、电灯、空调、龙头及开关、热水机、窗帘等
3	药品	指科室定量存放的内服、外用药物和针剂等药品 如各种剂型的内服药物、外用院内制剂，注射、输液用药物及溶剂等
4	应急品	指科室的急救、消防物品、器械、工具 如急救车、急救箱、灭火器、应急灯、应急指示灯等
5	医用耗材	指科室使用的医疗耗用辅料、材料、一次性物品 如绷带、纱棉、棉球、输液器、注射器、一次性诊疗碗，一次性诊疗包、胶布，一次性口包、帽子、手套，锐器盒、电极片、血糖试纸等
6	办公用品	指科室的日常办公用的工具、材料 如剪刀、尺、订书机、起钉器、未使用的打印纸、空白光盘、空白U盘、空白硬盘、未使用文件夹（盒），墨水、橡皮擦、涂改液、界刀、纸巾盒及纸巾、办公桌椅、看板、公用大衣等
7	办公电器	指科室的各类办公用电器、电子设备 如电话、打印机、电脑、复印机、扫描仪、电动装订器、相机、录像机、办公用显示器、电视机、投影仪及屏幕、电暖器等
8	个人用品	指科室存放的工作人员的私人物品 如帽子、工服、衣服、鞋、袜、包、个人证件、洗漱用品、美容用品、饭盒、筷子、汤匙、食品、个人用电器等
9	装饰品	指科室悬挂、存放的各类装饰用物品和宣传、荣誉资料 如宣传栏、彩带、灯饰、相框、装饰挂图、奖状等

序号	分类	内容
10	接待用品	指科室的接待用物品、工具,如水壶、茶壶、水杯、茶叶、接待用食品、一次性水杯、托盘、水果盘、题词本、签到表(本)等
11	文件资料	指科室保存的各种公用文本资料、电子资料,如各种专业书籍、文件、已使用文件夹、已使用光盘、已使用U盘、已使用硬盘、照片等
12	清洁用品	指科室清洁用的各种工具、物品 如清洁车、地拖桶、扫把、拖把、抹布、清洁剂、吸尘器、垃圾铲(簸箕)、刷子、生活用垃圾桶等
13	辅助用品	指科室的辅助诊断、诊疗、护理工作使用的物品 如诊疗车、车床、轮椅、变压器、诊疗用床、桌、椅等
14	临时存放物	指科室临时存放或6S工作中临时存放在某个区域的物品 如各种待上交的文件、资料,待归档的病历资料,不需归档病人的影像资料、病历资料、标本,借用的各种仪器、设备、轮椅、车床,以及待清理的杂物、垃圾等
15	科教用品	指科室教学、科研用的工具、物品、书籍、资料等 如躯体模型、骨骼模型、脏器模型、组织模型、教学器具、白板、白板笔、板擦、科研用指导书、表格、登记本、同意书、教学、科研用参考书籍及音像资料等
16	诊疗用品	指科室存放的医疗用各种非一次性物品 如非一次性的诊疗碗、医用剪刀、镊子、穿刺针、布类等

(三)对需要物品进行定置、标识管理

完成现状分析后,下一步则要对现场需要物品进行定置管理,确定物品的摆放位置、数量及存放容器,并进行标识,使工作现场的物品一目了然。

1. 定置管理　对物品进行有目的、有计划、有方法的科学定置,称为现场物品的"定置管理"。科学的定置管理可以使

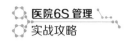

其操作方便、物品放置妥当、防护有效、道路畅通、消防方便，经过精心调查、设计，使现场的物品、人员、信息处于最佳状态，最大限度满足工作的需要，同时满足环境保护与劳动保护的要求，并随着工作性质、服务流程等的变化而变动。

推行定置管理能使各种物品定置合理化，使设备仪器优化组合、工作物品布局合理，工作现场井然有序、操作有条不紊；有利于规范员工的操作行为和推行作业标准化管理，最大限度降低工作现场的不安全因素；塑造浓厚的安全和规范氛围，提升团队凝聚力。

定置管理的实施方法是根据医疗安全、医疗质量、工作效率和物品本身的特殊要求（如时间、质量、数量、流程等），以及"三定原则"——即定位（明确放置位置）、定量（明确放置数量）、定容（明确放置容器）和"三易原则"——即易见、易取、易还，科学合理地设计各种物品摆放的位置、数量、存放容器。

（1）定位：物品的定位需根据"先进先出、方便取放"的原则，并遵循以下4个要求来设置：一是位置要固定。物品摆放的位置一旦确定后，就不能随便改变；而且物品用完后，必须及时放回原来的位置。这样有利于再次使用该物品时，能马上知道该物品的摆放位置，并快速取用。如果物品没有被及时放回原位，或被错误摆放，也能立即被发现。二是根据物品使用的频率和便利性来决定物品放置的位置。例如，工作台面上，使用频率越高的物品应放置在越靠近工作人员的区域。文件柜、储物柜、层架等，使用频率高的物品应放置在人体肩部以下、膝盖以上伸手可及的区域；使用频率低的物品应放置在人体肩部以上或膝盖以下的区域。三是按照工作流程动线、使用顺序放置，例如，按照检验步骤的先后顺序来摆放相应的试剂和器皿。按照"左取右放""前取后放"的方法，明确员工取用物品时先取用放在左侧或前方的物品，添加物品时则把新添加的物品放在右侧或后方，以保证先放进去的物品先被使用，避免物品因积压存放而过期。四是依据物品重低轻高、大低小高的安全原则来定摆放位置。例如，文件柜、储物柜、层架等，轻的、体积小的物品应该放置在上层，重的、体积大的物品应该放置在下层，避免因重的或大件的物品从高层坠落，造成人员的身体损伤。

此外，一些价值低、使用量多的物品可以设置多点摆放，例如，在每张重病床旁边摆放一定数量的吸氧、吸痰用品，以便于抢救时可以立即取用；而一些价值高、使用量少的物品，可以选择集中摆放，例如，除颤仪、床边血透机、打印机等。集中摆放时，要考虑每个物品使用地点与物品摆放位置之间的距离是否合理，尽量设计在每个物品使用地点的中间交集位置，使每个物品使用地点与物品摆放位置的距离都相等。（图9-14）

（2）定量：定量即确定在工作场所内该物品的存放数量，

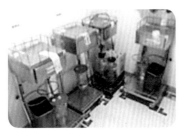 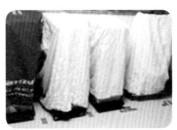

改善前医疗设备定位　　　　　　改善后医疗设备定位

图9-14　医疗设备定位

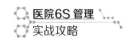
包括确定最大库存量和最小库存量。最大库存量是指物品在现场存放的最大数量，而最小库存量则是指物品在现场摆放的最小数量。当物品的数量用至最小库存量时，就要及时添加物品。添加物品的时候，把物品的数量添加至最大库存量即可。通常是在不影响正常工作的前提下，根据物品的使用频率和使用量，充分考虑批号管理、安全存量、物品效期管理、供货周期等因素，设定合理的定量管理标准（图9-15）。此外，

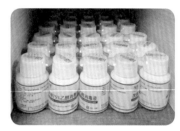
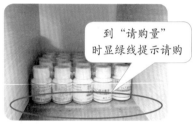

到"请购量"时显绿线提示请购

图9-15　耗材请购提示标识线

可通过设定限高标识线或限量数字贴纸的方法进行可视化标准管理。

（3）定容：定容即要使用材料、形状、大小合适的容器来放置物品。容器的选择需要根据存放物品的性质、大小、院感管理和消防管理等需要，以及放置位置的具体情况来进行选择。例如，存放酒精等易燃物品的，则需要选择防火、放渗漏的容器；存放无菌物品的，则需要选择防虫防霉的容器。原则上同一场所内放置的容器要求规格尽量统一，但装载不同物品的容器可通过颜色和标签来进行区分。要做到防潮、防泄漏、防呆，保证物品取放安全、便捷及先进先出。

必须注意的是，纸皮外包装箱不能进入无菌物品储存柜，

也不能作为分隔隔板存留在柜内，以免滋生虫、蚁、蟑螂或细菌等。

在定置管理过程中，为了记录和比较改善前后效果，通常采用绘制定置图的方法把整顿前和整顿后的工作场所空间及物品的布局记录下来。同时，还可利用定置图方法来模拟物品定置的方案，然后根据既定的方案来摆放实物，避免实际操作时频繁调整、搬动物品。

技巧三：定置图

1. 定置图的分类　根据不同的功能区域可分为：办公区域定置图，如行政办公室、医生办公室等的定置图；诊疗区域定置图，如诊疗室、病房等的定置图；库房区域定置图，如病房库房、后勤库房等的定置图；公共区域定置图，如候诊区域、消防通道等的定置图。

根据不同的家具或设备可分为：物品柜定置图、诊疗车定置图、货物架定置图等。

2. 定置图的绘制原则

（1）工作现场中的所用物品均应绘制在图上，包括工作现场中暂时没有，但已计划增加并定置的物品。

（2）定置图的绘制以简明、扼要、完整为原则。物品形状为大概轮廓，且尽量与实物一致，尺寸要按比例，相对位置要准确。区域划分要清晰、明确。

（3）定置的物品可用标准信息符号或自定义信息符号进行标注，并在图上加以说明。

（4）定置图应按照医院相关的定置管理标准的要求绘制，当现场物品的定置位置发生改变时，相应的定置图要及时进行修改。

（5）原则上要求"一室一图"，但各部门可结合自身要求对张贴定置图的具体区域进行合理规定。

3. 定置图的绘制步骤

（1）测量工作现场整体的情况，包括各墙体、门、窗的长、宽、高，了解天花板上的出风口、灯管、消防喷淋装置等，以及墙壁上的插座、开关等的分布情况，明确工作现场的功能区域划分情况。

（2）测量工作现场内各类物品的规格大小，了解其摆放位置的布局和距离。

（3）根据测量的结果和了解的布局情况，按比例绘制定置图。定置图上要包括有标题、编号、绘制人、审批人、绘制时间、图例、尺寸比例等相关信息。可使用 WORD、VISIO 等办公软件进行绘制。

（4）定置图绘制完成后，于室间明显处张贴悬挂，以作规范统一管理之用。

（5）各医院可根据自身情况制订相关的定置图管理标准。在管理标准中，需明确标题、编号、绘制人、审批人、绘制时间、图例等的书写规范，例如：

1）标题：以房间名称作为标题，标注在定置图上方的中间位置。一般由三部分组成：第一部分为"部门名称"，第二部分为"房间名称"，第三部分为"定置图"三字。如"医疗设备科仓库定置图"。字体要求为：

宋体，加粗。

2）编号：在定置图右上方规定位置标注编号。编号分三部分，第一部分为"6S"，第二部分为部门名称每个字拼音首字母（大写），第三部分为定置图在部门内部的顺序编号（采用两位数）。三部分由半字线连接，如6S医疗设备科第一幅定置图："6S-YLSBK-01"。字体要求为：Times New Roman。

3）绘制人、审批人及绘制时间：在定置图下方标注绘制人、审批人及绘制时间，字体要求为：宋体，加粗。

4）图例：列举定置图里标准图例并标明数量，标注在定置图右侧。字体要求为宋体。

5）方向：定置图里标明指向，标注在定置图左上方。

具体可参考以下范例（图9-16，图9-17）。

医疗设备科仓库定置图　编号：6S-YLSBJK-01

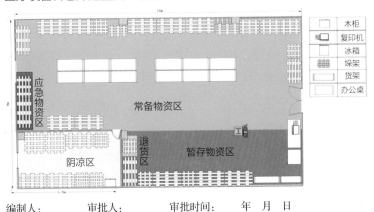

图9-16　医疗设备科仓库定置图

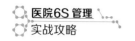

医疗设备科仓库货价物品定置图　　　编号：6S-YLSBK-10

A01	诺和笔胰岛素笔式数显注射器	优伴Ⅱ笔式胰岛素注射器	联邦笔	A02	BD留置针24G	BD留置针22G	A03	一次性使用心电电极		
	A01-03-01	A01-03-02	A01-03-03	A02-01-01		A02-01-02		A03-01-01		
	稳豪血糖试纸	拜安康血糖试纸	辅理善血糖试纸	BD留置针20G		BD留置针18G		一次性使用备皮刀	一次性无菌输液接头	
	A01-02-01	A01-02-02	A01-02-03	A02-02-01		A02-02-02		A03-02-01	A03-02-02	
	一次性使用无菌采血针（华鸿）			BD优锐一次性使用注射笔用针头		3M透明敷料		无菌手术刀片	慕丝丝线编织非吸收性缝线45cm	BD一次性使用肝素帽
	A01-01-01			A02-03-01		A02-03-02		A03-03-01	A03-03-02	A03-03-03
	一次性使用无菌采血针（华鸿）			BD优锐一次性使用注射笔用针头	BD留置针22G	BD留置针20G		牡丹超强碱性电池		
	大箱备货			大箱备货	大箱备货	大箱备货		A03-04-01		

编制人：　　　审批人：　　　审批时间：　　年　月　日

图9-17　医疗设备科仓库货架物品定置图

2. 标识管理　　标识管理是指在企业生产过程中，为了便于管理，提高效率及减少安全隐患而在相应的位置或区域设立标识，便于规范管理。其目的在于利用形象、直观而又色彩适宜的各种视觉感知信息，达到有效组织现场工作活动和提高工作效率的目的。标识管理能明确管理内容，迅速快捷传递信息；形象直观地显现潜在问题和浪费现象；实现安全事故预防管理；使操作内容易于遵守执行；促进医院文化的形成和建设；是落实"三定"的有效方法。

合格的标识应是任何人都能十分清楚任何物品的名称、规格等信息，同时放置场所和物品能一一对应。标识的实施需要对区域划线区分，在摆放场所标明所摆放物品的名称、规格，而摆放的物品上也要有明确的名称、规格标识，使之与摆放场所的标识能一一对应。

标识管理法的应用范围有人员、物料、设备等。它主要是通过相应标志标识的使用来进行的。

（1）人员识别：主要用于工种、职务资格等，一般通过衣帽颜色、襟章及醒目的标志牌来区分。（图9-18）

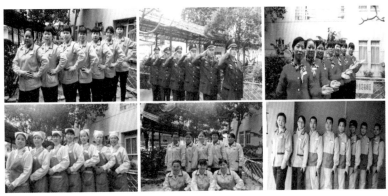

图9-18　杏益服务中心各种工种服装

（2）机器设备识别：识别内容包括机器设备的名称、型号、产地、管理的编号、管理担当、使用的人员、警示、状态，检查维修的日期，以及这个机器的有效时限，合格或不合格等。（图9-19）

（3）物品识别：识别内容包括有名称、类型、型号、规章、管理编号、数量、状态（有不良品、良品、返修品、试用品或试作品）。识别方法：通过包装、印记、标示牌等标记不同物品以作区别。（图9-20）

（4）作业识别：识别内容包括作业状态（开始、中段、结束等三种状态的作业）；检验的状态（未检的、检查中、已经

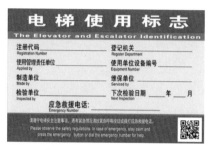

图 9-19 电梯使用标志

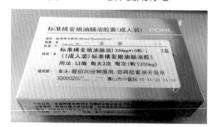

图 9-20 用药识别

检查过）；作业类别。识别的方法：通过工序卡、指导书、印记、标示牌等以作区别。（图 9-21）

图 9-21 作业标识

（5）环境识别：通过颜色和各类标示牌来区分。（图 9-22）识别范围包括：

● 通道：识别人行道、机动车车道、消防通道、特别通行道；

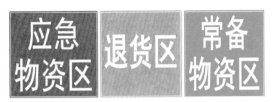

图 9-22 医疗设备科仓库区域标识

● 区域：办公室、作业区、检查区、产品的不良区、禁烟区；

● 设施：电路，水、气、油等三种管道，消防设施等。

此外，还可以利用看板管理法、颜色管理法等目视化管理，以达到让任何人都能迅速判断所需物品的摆放位置，取到物品时能迅速判断该物品是好是坏（正常还是异常），而且判断结果不会因人而异的目的。

技巧四：看板管理法

看板是现场标识管理的常用工具，其特点是醒目、使用方便。在管理活动中，看板主要有宣传看板、作业看板、临时看板等形式。（图 9-23）

技巧五：颜色管理法

颜色管理法是根据物品的色彩来判定物品的属性和使用状态的一种管理手法。其特点主要是利用人天生对颜色的敏感性，用眼睛看得见的管理，进行分类层别管理，有利于调和工作场所的气氛，消除单调感。（图 9-24）

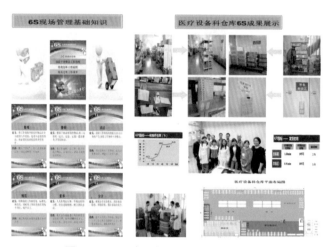

图 9-23　医疗设备科 6S 管理宣传看板

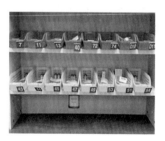

图 9-24　输液篮

三、整顿的注意点

1. 整顿是整理工作的延续，关键在于对需要的物品进一步明确放置场所，规定整齐、合理的摆放方法，对工作区域内的所有物品进行明确的标识，以便在最短的时间内取得所要的物品，在最简捷有效的流程制度下完成工作。因此，整顿需注意把握好"三定"原则。

2. 要结合流程进行物品定置。定置之前要审视现有流程，如果现有流程存在不合理的地方，要先制订新的流程，再定置物品。

3. 工作现场的所有物品都必须做到"有物必分类，分类必定位，定位必标识"，尽可能地实现 100% 定置，100% 标识。

第四节　清洁

一、目的和意义

清洁，即洁净无尘。在医院 6S 管理中，清洁就是使工作现场呈现没有垃圾、没有脏污、没有毒害、没有致病菌的状态，预防污染源的发生，保持干净、整洁的工作环境，并使被取出的物品达到能够正常使用的状态。因此，清洁不仅仅是环境的清扫，还包括设备、物品的擦拭、清洁、检测，以及对污染源的清除，是品质控制的一部分，是发现安全隐患的手段。清洁的目的在于保持医院环境干净整洁，减少污染物及污染源对医疗服务质量的影响，从而减少因此引起的医疗伤害事件；及时发现工作现场的设备、物品所存在的安全隐患并及时进行修整；消除不利于医疗质量、成本控制和环境卫生的因素。

清洁的对象不只是诊疗或办公区域，还包括医院内的公共区域、库存区域、生活区域等。只要是属于医院内部的区域，都需要进行清洁。清洁的内容不单是工作现场的环境，如诊疗或办公场所内的地面、墙壁、天花板，还包括工作现场内的设备、物品，如使用的医疗设备、仪器和办公设施、设备，诊室或病区内的医疗废物、生活垃圾等。

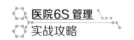
清洁的意义主要体现在以下几点。

（一）保障医院环境清洁卫生，预防院内感染的发生

医院是细菌、病毒的集中地。医院内每一个角落、每一时刻都可能存在着各种致病细菌或病毒的滋生。随时随地做好清洁工作，清除污染物及污染源，能有效减少细菌或病毒的滋生，保障医院环境清洁卫生，预防院内感染的发生。

（二）提高工作现场设备、物品的性能，延长使用寿命，确保现场设备、物品零故障

在清洁过程中，通过对工作现场的设备、物品进行擦拭、点检，及时发现存在安全隐患或故障的设备和物品，并立即进行改善或维修，确保现场的设备、物品都能被正常使用，并处于性能最佳状态。此外，通过对现场设备、物品的保养和维护，有利于延长其使用寿命。

（三）消除不利于医疗质量、成本控制和环境卫生的因素，保障医疗质量和安全

对工作现场的点检是清洁阶段的一项重要工作。通过每日的点检，及时发现工作现场中存在的问题，如安全隐患、浪费现象等，并及时进行整改，消除各种不利于医疗质量、成本控制和环境卫生的因素，有助于保障医疗质量和安全。

（四）改善工作现场和就医环境，提高工作效率，提升医院品牌和形象

通过清洁，营造一个干净、整洁、明亮的诊疗环境，使在现场工作的员工感到心情愉快，从而有利于提高工作效率和工作质量；使在现场就医的患者感到舒适安全，从而有助于提升医院的品牌和形象。

二、实施步骤

清洁是在整理、整顿之后，认真维护工作现场并保持最佳状态的主要步骤和方法。清洁是标准化、常态化的日常工作内容，并非一次性的大扫除。很多医院做清洁时，总是会花费大量的时间和精力，导致员工苦不堪言，情绪不高，敷衍了事。清洁不是一时的需要，不是一次性的大扫除，而是医院全体员工日常自觉执行的工作。只有实现标准化，医院才能真正地将清洁常态化，从而每天花费很少的时间和精力把清洁做到位。清洁的标准化，首先要从确定清洁的步骤做起。

（一）做好前期准备工作

1. 划分责任区域，使清洁区域地图化　之前提到，只要是属于医院内部的区域，都需要进行清洁。因此，医院内要清洁的区域是非常大的，要做到不留死角，需把清洁任务逐层分解，把每个区域划分到各个部门、科室。而各个部门、科室则需要把自己的责任区域进一步细化，落实到个人身上。区域的划分既可按照空间区域进行划分，也可按照功能区域进行划分，如办公区域、诊疗区域、生活区域等。区域划分完成并明确责任人后，可通过绘制平面图或表格来明确标注各个区域的划分和相应的负责人，使责任分区一目了然。

2. 制订清洁规范标准，并对责任人进行培训　科室要根据自身的实际情况和各个区域的特点，制订相应的清洁规范标准和操作流程，明确清洁的目标、对象、流程、方法、重点、周期、使用工具、责任人、注意事项等，制订相关的记录表单、管理看板和实施计划。此外，清洁规范标准需结合院感管理相关的要求来制订，如明确使用不同颜色的毛巾、拖把来区分清洁医

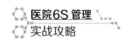

疗污染区和普通清洁区，使用不同颜色的垃圾桶、垃圾袋来区分装载感染性垃圾和非感染性垃圾等。

完成清洁规范标准的制订后，要对责任人进行清洁规范标准的培训，使其正确掌握清洁的方法，懂得要做到什么程度才叫清洁干净，避免因操作不当而造成"徒劳无功"或"帮倒忙"。需要拆卸设备设施进行清洁的，则要对相关责任人进行拆卸方法和清洁方法的培训。一些特殊的要求或注意事项也要明确指出，如放置药物或试剂的冰箱电源不能拔除；消防箱或紧急报警装置箱不能随意打开等。

3. 对责任人进行清洁安全教育　针对可能引起受伤、事故（如触电、刮伤、碰伤、洗剂腐蚀、尘埃入眼、坠落砸伤、烧伤、吸入有毒有害气体、院内感染）等的不安全因素，要事前对责任人进行警示和教育。

（二）扫除一切垃圾、灰尘、污垢

责任人亲自动手对责任区内的所有设备设施、工具、地板、门窗、天花板、灯具等进行彻底清洁，对病人使用或停留的区域、设施及其他有生物污染的物品按照院感标准进行严格的消毒清洁。集中清洁后还要坚持定期进行常规清洁，使清洁状态得到持续。

（三）清洁点检设备、设施、物品

对于责任区域内的设备、设施，需按照相关的保养要求，对设备设施的主体和配件进行例行清洁、点检、保养、润滑，对容易发生磨损、堵塞、松动、漏气或胀气、老化变形等异常的重点部位进行检查确认，发现有损坏的部位要及时报修处理。对氧气管、压缩空气管、水管等不易发现、看不到内部结构的设施要特别留心，一旦发现有损坏，要立即进行报修。而对于责任区域内的物品，除了要检查其是否有损坏之外，还要检查其摆放位置是否正确，库存量是否足够，是否处于有效期，有外包装的外包装是否完好，无菌的物品是否被污染等。发现物品位置不正确的，需按原设定位置进行归位；库存量不足的，需及时补充至最大库存量；物品有过期、污染或者外包装损坏的，需及时进行清除。点检的最终目的是要让现场的设备、设施、物品都是处于最佳状态。为了方便日常点检的执行和管理，可根据实际情况制订相应的点检表（表9-5）。

表9-5 日常清洁点检表

点检区域					点检时间				
点检项目		点检内容						点检人签名	审核人签名
设备	心电监护仪	运作正常	位置正确	无污染	外包装完好	有效期内	…		
	呼吸机								
设施	氧气管								
	空气消毒机								
物品	吸氧管								
	注射器								
……	……								

注：1. 每天早上交班后由抢救区护士负责点检，当值护理组长负责审核
　　2. 点检内容：是请画√，否请画X

（四）清除污染源，预防再次污染

当我们完成第一次清洁后，工作现场处于干净清洁状态，但没过几天，发现原来清洁的地方又变得脏污了。那是因为我

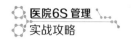

们没有彻底清除污染源，清洁的地方被再次污染了。因此，要使工作现场一直保持清洁状态，则需要对污染源进行彻底的清除，预防再次污染。那在日常工作现场中，会存在哪些污染源呢？如深度不够的洗手池，洗手的污水容易溅到水池旁边，造成水池周围物品的污染。可通过在水池边缘加装防水板或置换洗手池来消除污染源。此外，容积不够的污物桶也是污染源，污物容易从桶内溢出，造成污物桶周围环境的污染。可通过置换容积更大的污物桶来消除污染源。

（五）确认清洁效果

责任人和（或）上级主管在清洁结束后要对效果进行确认，查看是否达到清洁的目标，污染源是否已经被清除，地面、窗户等设施是否进行了彻底的清洁和破损修补，设备是否从里到外进行了全面的清洁和保养，物品是否处于完好状态，物品的库存是否处于安全库存量范围等。

清洁效果的确认方法包括定期巡查和日常快速检查两种。定期巡查由科室 6S 管理工作小组负责完成，每周、每月或每季度对科室内的清洁效果进行一次全面的巡查。日常快速检查则由区域责任人或当值上级主管负责完成，每天利用 5~10 分钟的时间对清洁效果进行快速检查。其中比较常用的快速检查法有"白手套检查法"。

技巧六：白手套检查法

一、检查方法

效果确认时，检查人员双手带上白色、干净的手套。

在检查相关对象之前，向区域责任人出示手套是干净的，然后，在该检查对象的相关部位来回拭擦数次，接着再向区域责任人出示检查后的手套，由区域责任人自己判断清洁效果是否满意。如果手套有明显脏污，则说明清洁工作没做好；反之，则说明清洁工作符合标准。

二、注意事项

1. 检查的时候要多预备几副手套。手套擦脏后要更换一副新的，而取换下来的脏手套要另外摆放，避免污染其他干净的手套。

2. 每次只用一个手指头的正面或背面来检查，避免用手掌面来确认。这样可以利用手套的不同手指部位检查不同的对象，减少手套的使用数量。

3. 有油墨等渗出的地方，可改用剪成小块的白纸、白布进行擦拭，避免手套被油墨污染而无法洗干净。

4. 效果确认尽量由区域责任人自己判定，这样有利于区域责任人诚心接受检查结果，并对存在的不足进行由衷的改善。

5. 每次检查要不断变换擦拭部位，避免个别不自觉的人员出现偷工减料，只清洁固定检查的部位。

三、注意事项

1. 做完清洁不等于做完 6S 管理。清洁只是 6S 管理的第三个 S，后面还有规范、素养、安全三个 S。如果做完清洁就不继续往下做，前面三个 S 所取得的成效则难以得到维持。

2. 清洁不是一次性活动，不是年尾的大扫除，是一种标准化的日常工作。我们要把清洁作为一种习惯，任何时候、任何地点都要开展清洁工作。

3. 清洁的关键是要让清洁工作落实到医院每一个角落。无论是通道、工作台下面，还是机器、设备、工具等任何地方，都要认真扫除污垢和赘物，并擦刷干净，使工作场所处处保持整洁。

4. 医院做清洁不仅要把环境清洁干净，更重要的是要杜绝细菌、病毒的滋生，做到无污染、无毒害、无致病菌。要彻底清除污染源，从源头上杜绝细菌、病毒的滋生。

5. 清洁要与点检、保养、维护相结合，才能实现清洁的最终目的。

第五节　规范

一、目的和意义

规范，即明文规定或约定俗成的标准，是将所做的工作标准化、程序化、制度化，并将工作职责落实到每个岗位、每个员工。

而在医院的 6S 管理中，规范就是将整理、整顿、清洁三个阶段中比较好的实施方法、实施效果总结出来，予以标准化、程序化、制度化，并长期严格执行，使整理、整顿、清洁等基本行为转化为常规行为，从而使整理、整顿、清洁所取得的成效得以维持，使 6S 管理得以持续性地推行。因此，规范是医院持续推进 6S 管理的关键环节。其目的在于巩固前 3S 的行动成效，使 6S 管理在员工中"内化于心、固化于制、外化于形、实化于行"，成为常态化的日常工作之一。

规范的对象范围很广，包括医院所确立的行为准则或职业操守、各个工作岗位、各项工作的流程标准及医疗行为当中的规范。

规范的意义主要体现在以下几个方面。

（一）巩固整理、整顿、清洁所取得的成效

通过规范，将整理、整顿、清洁实施过程中一些好的方法、好的经验、好的行为总结，形成相关的规章制度，作为全院员工的行为准则，严格执行，从而使产出的成效具有一致性、持续性，使整理、整顿、清洁所取得的成效得以固化。

（二）使零散的工作有条不紊、可持续推行

在 6S 管理中，要完成整理、整顿、清洁的工作，需要经过多个工序和步骤。规范和制订相关的规章制度、标准操作流程，有助于把这些零散的工作变得有条不紊，并可持续推行。

（三）有助于防范或避免同类事件再次发生

通过整理、整顿、清洁，对现场存在的问题进行了有效的改善。而规范则把这些有效的改善措施标准化，成为全院员工统一的行为准则，有助于防范或避免同类事情再次发生，使改善效果得以持续。

（四）改善医疗行为，保障医疗质量和安全

通过规范，使全院员工的医疗行为符合相关的行业标准或规章制度，有效避免各种不良医疗事件的发生，有助于保障医院的医疗服务质量和安全。

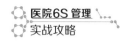
二、实施步骤

（一）规范的制订

根据一定时期内的工作及进行该项工作的正确方法，梳理、提炼出工作流程，结合国家、省、市或行业相关的标准和要求，制订出有效的规范。制订出的规范经相关部门会签，发文部门结合其他部门意见再作修改或者解释，待统一意见后发文试行。

（二）试行与修订

规范的试行期一般为3个月以上，在试行期间先召集相关部门人员进行培训说明，发文部门收集反馈意见和观察探讨执行情况，根据实际情况需求做出修改。试行结束后即发出修订版。对修订版定期（1年左右）做一次回顾总结。

若由于医院管理模式发生较大变动，原有的规范已经不能适应现有的管理，不能满足现时工作需要，应及时废止旧规范，发布新规范。

三、规范的注意事项

1. 规范实施的初期要组织相关人员进行培训，使其清楚明白规范的目的、要求和内容，并按规范要求严格执行。

2. 规范的落实执行要有完善的管理组织架构和监督机制。规范的重点是要落实执行，没有执行的规范是不起作用的。要落实执行规范，需要有完善的管理组织架构，责任落实到人。还要完善监督机制，奖罚分明，对于违反规范的部门或人员必须责令整改。

3. 医院及部门领导要带好头，以身作则，严格按照规范做事，深入基层巡查，带动全员重视并参与6S管理活动。

第六节　素养

一、目的和意义

在生活当中，我们会把随地吐痰、乱扔杂物、大声喧哗等看成是没有教养的表现；在工作中，会把做事随意、漫不经心、不遵守医院的规章制度看成是没有素养的表现。在医院 6S 管理中，素养是指员工把各种规章制度、行为准则等内化于心、外化于行的意识、习惯、行为，即以"人性"为出发点，通过整理、整顿、清洁等合理化的改善活动，逐步培养上下一体的共同管理语言，是全体员工养成守标准、守规定的良好习惯，进而促进管理水平的全面提升。

素养是 6S 管理的最高阶段，也是 6S 管理的精华所在，体现出 6S 管理以人为本的核心理念，就是为了使员工将有益于工作的行为，逐渐形成可延续性的职业习惯，这就是推行素养的目的及意义所在。具体体现在以下几方面。

（一）有利于提升人员职业素质

通过 6S 管理的现场管理，不仅行为习惯、业务技能等会得到提升，而且职业道德、文化素质等也会得到显著提升。此外，素养提升更重要的是体现个人素质或道德修养。

（二）养成良好的工作习惯，按标准规范操作

素养强调的是持续保持良好的习惯，我们会发现在 6S 管理实施效果出色的企业中，其实很多员工都是在无意识的情况下完成了对于 6S 管理的推行活动，因为他们已将 6S 管理变成了习惯。就好像每天早上起床、刷牙、洗脸一样自然，如果不做，

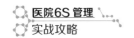
会感觉到不舒服。只有这样才能保证6S活动能够持续、健康地进行下去。所以，在6S活动中反复地要求员工做整理、整顿、清洁等，其目的不仅仅是希望职工将东西摆好，医疗设备擦拭干净而已，主要目的还是希望可以通过简单易行、琐碎的反复动作，潜移默化，改变已有的不良做法，养成良好的工作习惯。

（三）不断改善，勇于创新

素养不仅体现在遵守规范，还体现在进行现场改善。每天思考和分析工作中的"耗材及人力成本浪费、医疗差错"等问题，以寻找解决问题的突破口。养成主动发现问题、改善问题的好习惯，并能从解决问题中获得成就感及荣誉感，这是素养的更高体现。

（四）有利于形成良好工作氛围和医院文化

通过6S素养的实施，不仅能使个人对工作更加精益求精，同时还能让医院员工感受到强烈的团队合作气息，不知不觉强化团队合作意识，使医院家文化得到提升，医院核心竞争力得到加强。

（五）有利于改善患者就医体验

从员工着装、礼仪、沟通等基本素质出发，拉近与患者的距离，凝聚成为医院的服务文化，时刻以患者为中心，为患者提供更贴心、细心、暖心的人性化服务，真正让患者体验到优质服务。

二、实施步骤

素养的养成绝非一朝一夕之功，需要一个较长的过程，是一个习惯养成的过程。习惯可以在有目的、有计划的训练中形成，即通过整理、整顿、清洁、规范前4S来持续提升员工的素养，使之内化于心，外化于行，凝化于神。素养形成一般需经过以下三个阶段：

（一）第一阶段——形式化

这是6S管理推行的初级阶段。在这个阶段中，为了达到某种效果，医院首先要开展一些诸如整理耗材和文件资料、擦拭桌子、柜子和医疗设备上的脏污等大扫除活动，能够将6S精益管理的规定做出来，也就是我们常说的走形式。

第一阶段的重点是必须运用一些形式的东西去改变环境，让人们感到与原来就是不一样，使用宣导造势、目视管理等工具，形成比原来更好的工作环境。虽然都是走形式，但要想达到目的，这些必要的形式不可缺，绝非"为形式而形式"。

这时候需要导入多样有效的活动方式，使这些形式得以固化。如定点摄影、目视管理等。由于活动最开始时通常会遭到员工的质疑或消极抵制，这一过程必须要通过严格的检查，并设定奖惩机制来进行督导。

（二）第二阶段——行事化

这个阶段，6S管理会成为日常例行工作的一部分，不再被看成是额外的负担。由于长期坚持6S管理工作，使员工对6S管理不再抵触，认识到坚持6S活动是一件应该的工作。

行事化把之前的操作、方法、技巧等要行为流程化、制度化、标准化，让所有人都按统一的标准操作。

（三）第三阶段——习惯化

当例行工作得到长期坚持时，它就会变成员工的习惯，也就进入了习惯化阶段。习惯是行为的自动化，不需要特别的意

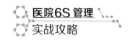

志努力，不需要别人的监控。有素养的好习惯并不是简单的说教就能形成的，员工在形成自然而然的习惯之前，有必要进行不断地宣传、辅导和检查，采取一定的强制措施使员工逐步做到习惯化。

要形成好素养除了靠强制性手段外，医院还要营造一种浓厚的、具有感染力的医院家文化氛围，使得那些不积极的人到了这个氛围之中，也不得不装作积极，长此以往，最后也变成了真积极。那些不愿意这么做以及做得不符合要求的人，就会自觉地按照素养的要求去修正自己的言行，最终把所有人都融合在组织之中。

总之，6S 管理的本质和终极目标就是让员工的良好行为从"形式化"走向"行事化"，最后向"习惯化"转变。

三、问题与对策

［问题 1］无法做到长期坚持 6S 管理。

原因：

医院院领导缺乏坚定的意志，无法将 6S 管理完全贯彻下去；甚至有领导认为 6S 管理是可有可无的东西，就是一场大扫除，没必要投入太大精力。

解决方案：

首先，医院院领导要认识到 6S 管理的重要意义，并能够将 6S 管理活动与日常的现场管理结合起来，把 6S 管理作为现场管理的基础来抓。

其次，在 6S 管理实际操作过程中，无论出现何种困难，都要想办法解决，并把亲自到现场作为重视 6S 管理的一种信号传递给现场人员。

再次，将6S管理的好坏与科室的绩效考核挂钩，与科主任、科护士长的业绩考核挂钩，让主任与护士长有强烈的意愿去改变科室的现状，去想出各种方法贯彻、实施6S管理。

最后，通过医院院领导、职能科主管部门的不断督导与检查，员工就会不断进行6S活动，持续的活动使得员工对待6S管理就像每天刷牙、洗脸、吃饭的习惯一样，成为一种工作的本能意识。

[问题2] 员工的改善积极性不高。

原因：

第一是科室从上到下均认为自己所在的科室不存在太大的问题，第二是缺乏问题、改善和自我管理意识。

解决方案：

1. 采用定点摄影的方法，将现场存在的一些问题，即使是细小的问题，也要通过图片展现出来。将这些不为人注意的问题，用图片放大，以达到震撼人心、刺痛神经的效果，使相关科室的领导及员工认识到问题是存在的。

2. 通过小组讨论、QC小组活动、团队之间的竞赛、绩效奖励等方法激发员工发现问题、改进问题，并以此形成积极向上、团队互助的科室文化。

[问题3] 为什么领导提出的改善提案，明明是为员工、为医院着想，员工反而不支持呢？

解决方案：

领导在宏观层面上自然会比普通员工看得远，但是一定要尊重一线员工的意见。领导要能多按照"三现原则"，通过现

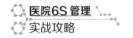

场来了解问题，提出改善，而不是主观臆断提出解决方案。在推行6S活动的同时，一定要注重走动式管理，只有更多地了解一线，询问一线员工，才能真正地发现问题的根源，而不是将改善停留在表面文章上。

[问题4]为什么通过改善提案做了改善，员工的积极性反而不高了？

解决方案：

1. 改善前要征询大多数人的意见，尤其是一线员工。

2. 改善中要及时根据实际问题做调整。

3. 改善后要随时追踪员工的反馈。

4. 一定要对建议人、改善人等做出奖励，才能最大限度地发挥改善的作用。

第七节　安全

一、目的和意义

安全是在人类生产过程中，将系统的运行状态对人类的生命、财产、环境可能产生的损害控制在人类能接受水平以下的状态。在6S现场管理中，安全主要是指人的安全。人是医院最重要的财富，安全的原则是重在预防，消除隐患，杜绝事故苗头，避免事故发生，防患于未然，保证员工生命健康和工作环境、财产无隐患。

6S管理始于安全，也终于安全。安全对于医院管理至关重要，是医院工作的重中之重，容不得丝毫马虎。它是医院正常运转的保证，是提升服务水平和医疗质量的基础，是现代医院管理、社会发展、国家法规的要求，可以说安全是医院运行和发展的核心和终极目标。

推行医院安全的目的及意义，就是要实时贯彻"预防为主、综合治理"的方针，在工作中确保人身、设备、设施安全，着力建立安全的诊疗、生产、工作环境，清除隐患，排除险情，预防事故的发生，从而保障患者和员工的人身安全，降低医疗纠纷，防止安全事故发生。

二、实施步骤

（一）强化安全教育，提高员工安全意识，警钟长鸣

安全教育是抓好医院安全的首要任务，也是确保安全的重要一环，要充分利用和创造医院安全教育的各种载体，采取不同形式、不同内容、不同现场要求和有针对性的安全教育形式，强化对安全生产管理知识的教育，目的是提高全员包括患者、患者家属的安全意识，使每一位在院主动或被动使用或接受医疗设备、后勤设施和服务的人员，都具有安全意识和安全知识。经常进行安全事故、安全危害的警示教育，警钟长鸣。

（二）建立健全各项安全管理制度、岗位职责和操作规程

建立一套健全严格的医院安全生产规章制度和管理制度，明确各级各类人员岗位职责、操作规程，使运作过程和管理环节有章可循、有据可依。要定期和不定期地对各岗位、各类人员进行考核评价，分析反馈，积极探索安全管理的工作路径，通过实践和检查考核不断加以完善。

（三）培养训练专、兼职安全管理人员，形成有效的管理网络

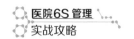
要针对医疗技术和安全管理人员需求点，不断引进培养，强化训练，走出去请进来，有计划地安排人员参加各级各类专业技术学习班、培训班，开展岗位技能操作竞赛，如消防知识竞赛、设备操作竞赛等。通过培养和训练，建立一支安全人才、骨干队伍。以这支骨干队伍为基础加强推广全员安全知识培训，使全院各病区、各科室各部门都建立一支兼职的安全管理员队伍，形成全院全覆盖的安全管理网络，真正形成安全工作人人都关心、事事有人问，重视安全，关爱生命的良好氛围。

（四）平战结合，加强对设备的巡查巡检，建好各种设备的健康档案

医院的各种设备设施是安全生产管理的重要对象，要做到平战结合，闲时认真检测维保，战时加强巡查巡检，对重要的设施设备运行情况、维修保养情况、故障排除情况要建立一套完整的健康档案，主动掌握其生命周期，随时了解工作状态和运行情况，确保所有设备设施都处于监控之中，安全有效运行。

（五）完善应急机制，加强应急训练，提高对突发事件处理能力

要制订和完善突发事件应急处理预案，成立应急处理机构和应急队伍，组织专业培训和全员教育，开展应急演练，锻炼和培养一支拉得出、打得响的应急队伍，同时配备好应对突发事件的各种器材、设备，做好应急处理的物质准备，切实提高应对突发事件的处理能力。

三、安全的难点

（一）医院人群特殊、密集，疏散难度大

医院是人员非常密集的场所，大量的门急诊病人、住院病人，以及探视人员、陪护人员、医院工作人员，使院内的交通十分拥挤和繁忙，其中有相当一部分又是非健康人员、行动不便甚至生活不能自理的病人，身处高楼大厦之中，或卧于病床，一旦有突发事件发生，启动应急预案，疏散撤离人员难度很大，虽然医院有针对突发事件加强培训，组织疏散应急演练，但面对狭小的紧急出口、拥挤的疏散楼梯、难以施展的现场，要将众多的病残人员在有效的时间撤离到安全的场地困难较大。

（二）医院存在的风险分布广，隐患难掌控

医院风险存在的范围分布广，其主要包括常规活动，如日常的医疗废物、放射线损害、毒麻精药品等日常工作内容；非常规活动，如火灾、突然停水断电、台风等。由于风险存在于所有进入医院的人员活动中，以及所有工作场所的设备设施中，隐患难掌控。

品种多：锅炉、高温灭菌炉、压力管道、氧气和二氧化碳输送管道、毒麻精药品管理。

分布广：管网交错，设施遍布，各种仪器设备随处可见，有的用于医疗工作，有的用于后勤保障。

运行负荷大：大多数设备常年使用从不间断，高峰繁忙季节更是高强度超负荷运行，随时随处的隐患难以掌控，高强度运行中的设施设备使安全的隐患更有难以预见性。

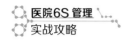

四、安全的注意点

安全管理的重点在于防患于未然。除了需要对医院运营管理过程中的安全风险进行定期评估，还需要建立一套安全风险识别、评价管理系统，统一收集医院存在的不安全事件的信息，进行趋势分析和个案分析，便于有效识别安全风险，发布警示信息，提出整改建议，做到督查到位，奖惩到位，统计归口，实现医院安全目标，全面提升医院质量。

医院不安全事件指在医院范围内发现的任何可能或已经引发不安全的事件，内容涵盖医疗、护理、医技、医院感染、药品、医疗器械、公共设施、后勤保障、治安、行政管理和其他事件。如医疗差错、近似差错（侥幸事件）、不良事件和警讯事件（重大伤害事故）等。

全院员工均有责任上报医院不安全事件，在发现医院不安全事件时，遵循早发现早报告的原则，登陆医院的不安全事件上报系统填写上报。医院质量与安全管理办公室将通过系统匿名处理后，组织督促相关部门跟进处理。质管办将每季度统计分析系统数据、公布分析处理结果，并跟踪处理及改进意见的落实情况。将临床各科相关的落实情况纳入科主任目标考核。

五、安全的技巧

合理应用颜色与标识，制作并放置在工作现场

安全标识是由安全色、几何图形和图形符号构成，用以表达特定的安全信息。

安全标识可分为四大类，分别是禁止标识、警告标识、指

令标识、指示标识，如下图所示。（图 9-25）

　　安全标识的作用就是在放置的现场引起人们注意安全，预防发生事故，这种标识简单易懂、成本低。

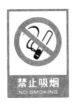

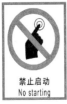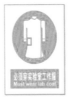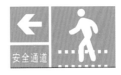

图 9-25　安全标识

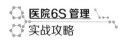

第十章

6S 管理工具箱

第一节　试点探索

6S 现场管理试点推广方案

本计划适用于第一阶段采取试点模式的医院。

（一）准备阶段

1.成立医院6S管理推进小组　小组成员组成及其职责如下。

（1）督导：由医院院长担任，负责6S 管理项目指导。

（2）组长：由分管副院长担任组长，负责项目落实和规划；医院办公室主任担任副组长，负责全面统筹。

（3）组员：医院办公室、质管办、医务科、护理部、医院感染科、药务科、宣传科、财务科、医疗设备科、后勤管理科、物业管理中心、计算机网络中心各指定 1 名负责人担任组员，负责全院定期巡查评比工作、制订 6S 管理评核奖惩机制及院内 6S 管理工作的协调工作。

2. 拟订试点推广方案及资料准备　拟订试点推广方案及工作明细。拟订 6S 管理宣教模板；整理和印刷 6S 管理相关表单。

3. 选定试点科室　经过专家现场走访与讨论，根据典型性和推广性在行政片区、临床片区、后勤片区各选择 1 ~ 2 个部门作为试点科室实行 6S 管理。

（二）启动阶段

1. 启动仪式　召开动员大会，可到标杆单位进行参观，从源头上感受 6S 管理的精髓。

2. 组建试点科室 6S 管理推进小组

（1）组长：由试点科室负责人担任，为科室 6S 管理工作第一责任人，负责统筹、安排本科室的 6S 管理工作，监督本科室 6S 管理持续执行情况，协调沟通需跨部门工作的事项。

（2）副组长：由试点科室负责人指定 1 人担任，负责协助组长开展和监督实施工作，确定促进委员和组员名单，制订科室 6S 管理具体实施方案并落实执行，制订科室奖惩机制，定期沟通及检讨，并协调解决问题。

（3）促进委员：由试点科室负责人指定 1 ~ 2 人担任促进委员，协助组长、副组长实施本科室 6S 管理工作，收集实施过程中遇到的问题，及时与组长、副组长协商解决。

（4）组员：由试点科室负责人指定 3 ~ 5 人作为组员，负责 6S 管理工作的具体实施，及时反馈实施过程中存在的问题等。

3. 宣教

（1）医院统一宣教：由医院派辅导专家对试点科室全体成员进行宣教培训。

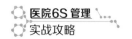

（2）科室持续宣教：由医院制订 6S 管理宣教模板和 6S 管理规范、技巧等资料，科室自行定期宣教学习。

4. 正式开展 6S 管理

（1）整理：对工作现场空间、物品进行全面盘点和登记，对物品分类处理并进行统计。根据盘点结果，拟订相应处理方法。

（2）整顿：根据"定点、定容、定量"的三定原则，把整理好的物品合理化、规范化摆设，并加以标识。

（3）清洁：①划分清洁责任区和明确责任人员，实施清洁，将公共工作区域彻底清洁干净，使环境保持干净、宽敞、明亮的状态。通过清洁及时发现问题点，予以改善。②安排试点科室自评和交叉检查 6S 管理效果，并组织召开问题研讨会。

（4）规范：彻底整理、整顿、清洁工作后，将相关作业标准化、制度化，形成科室标准规范文件。

（5）素养：继续进行素养宣教，建立合理的督查和奖罚机制，使员工时刻牢记 6S 管理规范，自觉地进行整理，使员工逐渐形成良好习惯，以维持实施水准。

（6）安全：通过整理、整顿、清洁发现科室医疗安全隐患，组织小组讨论解决方法并形成安全作业操作标准，改善或彻底消除不安全事故苗头。

5. 总结经验、拟订医院 6S 管理推进手册　根据试点科室推行 6S 管理经验，修订 6S 管理指导细则、制度、规范等相关资料，汇总后整理为可供全院 6S 管理推行的手册。

6. 整理试点科室资料，成果展示　整理试点科室 6S 管理改善前后照片等相关资料，汇总成册或幻灯宣传片，向全院展示试点科室 6S 管理成果。

6S 管理宣教模板

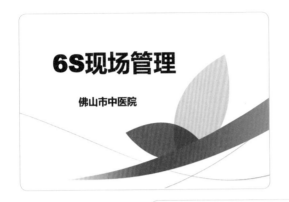

6S现场管理

佛山市中医院

您有发现

自己现在身处怎样的工作环境中吗？

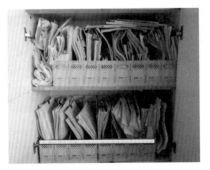

堆积如山

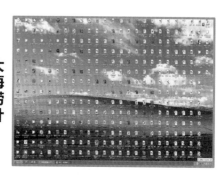

大海捞针

3

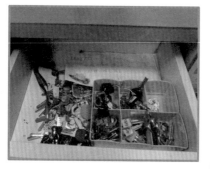

至爱难寻

4

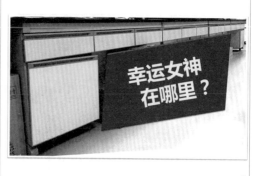

5

您想自己的工作环境

既整洁又美观吗？

6

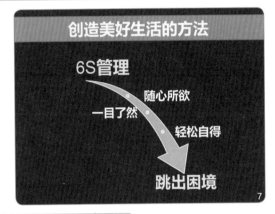

7

一、什么是6S管理？

8

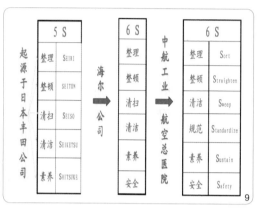

5 S	
整理	SEIRI
整顿	SEITON
清扫	SEISO
清洁	SEIKETSU
素养	SHITSUKE

起源于日本丰田公司

海尔公司

6 S
整理
整顿
清扫
清洁
素养
安全

中航工业航空总医院

6 S	
整理	Sort
整顿	Straighten
清洁	Sweep
规范	Standardize
素养	Sustain
安全	Safety

9

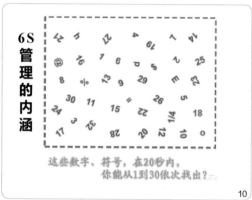

6 S 管理的内涵

这些数字、符号，在20秒内，你能从1到30依次找出？

10

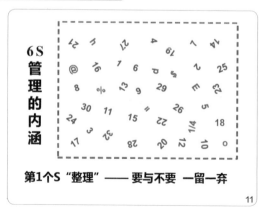

6 S 管理的内涵

第1个S "整理" —— 要与不要 一留一弃

11

128

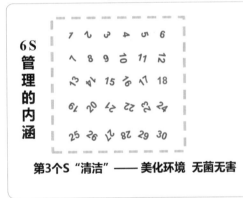

6S 管理的内涵

第2个S "整顿" —— 科学布局　取用快捷

12

6S 管理的内涵

第3个S "清洁" —— 美化环境　无菌无害

13

6S 管理的内涵

1	2	3	4	5	6
7	8	9	10	11	12
13	14	15	16	17	18
19	20	21	22	23	24
25	26	27	28	29	30

第4个S "规范" —— 制订标准　规范行为

14

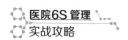
6S 管理的内涵

1	2	3	4	5	6
7	8	9	10	11	12
13	14	15	16	17	18
19	20	21	22	23	24
25	26	27	28	29	30

第5个S"素养"—— 规范成习惯 习惯成自然

第6个S"安全"—— 自然成素养 素养保安全

15

6S管理

◆ 6S管理是一种品质管理工具

◆ 通过规范现场现物，营造一目了然的工作
环境，培养员工良好的工作习惯

◆ 最终目的——提升人的品质

16

6S 管理是现场管理之基石

日本企业管理者认为：

6S 管理**做不好**的企业

不可能成为**优秀**的企业

17

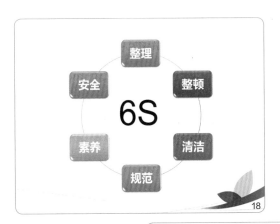

18

二、工作中推行6S管理的益处和目的

19

整理	·空间活用、防止误用
整顿	·消除积压、一目了然
清洁	·干净整洁、心情愉快
规范	·目视化、透明化
素养	·良好习惯、团队精神
安全	·安全意识、安全环境

20

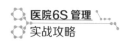
6S管理的推行目的

提升医疗
品质与形象

- 改善员工工作环境
  提高工作效率和士气
- 改善病患就医环境
  提高客户满意度
- 保障医疗安全
  提升医院知名度

21

三、6S管理在医疗行业中的应用

22

国内医院6S管理的开展现状

中国医科大学航空总医院

中航工业363医院

中航工业西安医院

浙江省荣军医院

郑州人民医院

宁波市中医院

……

23

广东省第一家推行6S管理的公立医院

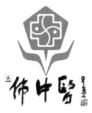

24

四、我们如何做6S管理

25

工作计划

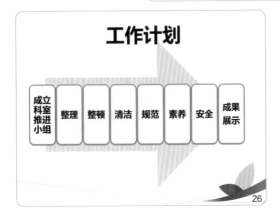

| 成立科室推进小组 | 整理 | 整顿 | 清洁 | 规范 | 素养 | 安全 | 成果展示 |

26

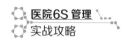
科室6S管理推进小组架构

组长
科室负责人

副组长
科室副主任
或科室指定
人

促进委员
科室指定1~2人

组员
科室指定3~5人

27

一、整理

建议由小组/科室人员共同商议决定
哪些为"不要"的物品和处理方法

是指区分要与不要
的事、物，再对不
要的事、物进行处
理

整理是6S管理的源
头，也是整顿的基
础

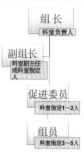

28

整理的推行步骤

1.全面现场检查，包括看得到和看不到的
2.根据工作需要，区分"要"与"不要"
3.制订符合自己科室的"要"与"不要"的物
品目录
4."要"的物品按使用频率进行分类
5.坚决清除"不要"的物品

29

要的标准

- 正常的医疗设备、医疗用品或装置
- 医疗辅助设备（治疗车、病床、储物篮等）
- 防护用品（隔离衣、口包、防护眼罩等）
- 正常使用中的工具
- 正常的工作椅、板凳
- 尚有使用价值的消耗用品
- 办公用品、文具
- 文件资料
- 卫生清洁用品（拖把、垃圾桶、清洁车等）
- 使用中的清洁用品
- 使用中的流程图、规范制度、宣传栏等标识物品
- 美化用的海报、看板
- 推行中的活动海报、看板
- 有用的书稿、杂志、报表
- 其他（饮水机、茶具、私人用品）

30

不要的判定标准

地板上的

- 废纸、灰尘、杂物、烟蒂
- 水渍、血污
- 不再使用的医疗设备、医疗用品
- 不再使用的办公用品、垃圾筒
- 破垫板、纸箱、抹布、破篮筐

桌子或柜子

- 破旧的书籍、报纸
- 破椅垫
- 老旧无用的报表、账本
- 损耗的工具、用品

墙壁上的

- 蜘蛛网
- 过期海报、看报
- 无用的提案箱、卡片箱、挂架
- 过时的日历、标语
- 损坏的时钟

吊着的

- 过期的流程图、指示牌
- 不再使用的配线配管
- 不再使用的老吊扇
- 更改前部门牌

31

"必需品"与"非必需品"的判定标准与处理方法

类别	使用频度	处理方法	备注
必需品	随时可能需要	放在最方便的地方	灭火器
	每小时	放在最方便的地方	摆放整齐标识清楚
	每天	现场存放（工作区域附近）	摆放整齐标识清楚
	每周	现场存放	摆放整齐标识清楚
非必需品	每月	现场归类存放或仓库方便取用的地方	摆放整齐检查维护
	三至六个月	仓库存储	定期检查维护
	半年以上	必要 仓库存储	定期检查维护
		闲置 转移/报废	定期清理

32

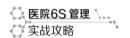
二、整顿

是指把整理后需留下的物品按规定进行科学合理地布置和摆放，并对所有物品进行适当的标识

整理的核心在于
"三定原则"

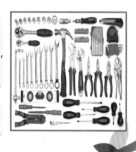

33

整顿的推行步骤

1.物品分类：正确判断工作所需物品的分类

2.决定储存方法（三定原则）

3.划线定位

34

整顿的重点

对于放置处与被放置物，要能立即取出使用

使用后要能容易归位，如果没有归位或误放应能马上知道

要做到任何人，特别是新员工或其他部门都能立即取出所需要的东西

35

三定原则

定位：选择合适的位置

定容：选用合适形状、大小、颜色的容器

定量：规定合适的数量、容量

36

三、清洁

是指清除工作现场的脏污，防止污染的产生，保持工作场所的干净整洁

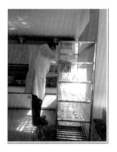

37

清洁的推行步骤

1.责任区划分，做到责任到人、人尽其责、不留死角

2.扫除一切垃圾、灰尘、污垢

3.清洁、点检仪器设备

4.清除污染源

5.清洁后检查并制订清洁规范

38

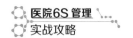
清洁的重点

清洁与点检相结合

清洁区域地图化

清洁责任表单化

清洁实施计划

39

四、规范

是指所做的工作制度化、规范化、标准化

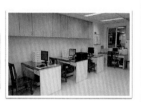

40

规范的推行步骤

1.根据前3S所梳理的工作流程、制度制订出有效的规范（注意规范的可操作性和正确性）

2. 对员工持续的规范培训

3.规范的落实及持续改进

41

规范的重点

持续坚持整理、整顿、清洁工作

推行6S管理日常自检表

推行目视化、标准化、制度化管理

推行6S管理工作制度化

建立激励、提案、考评奖惩制度

42

五、素养

是指员工把各种制度规范、行为准则内化于心、外化于行的意识、习惯、行为

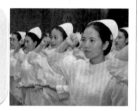

43

素养的推行步骤

1.持续推动整理、整顿、清洁、规范等活动

2.制订可共同遵守的行为准则、规定

3.加强对形象、礼仪、语言行为规范的培训

4.强化教育培训和技能操作

5.多开展宣传推广活动和团体活动

44

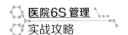
素养的重点

持之以恒地巩固员工的6S管理培训

充分调动员工的自主、自发、自动的活力

领导带头参与和鼓励员工士气

列入以目标管理为主的绩效考核中

45

六、安全

是指消除安全隐患，杜绝事故苗头，避免事故发生，保证员工的生命健康和工作环境、财产安全

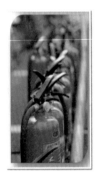

46

安全的推行步骤

1.全面排查安全隐患，识别和评估安全风险

2.查漏补缺，目标限期整改

3.加强员工安全知识培训

4.制订安全责任制和检查流程、标准

5.建立奖惩机制，调动员工积极性

47

安全的重点

目视化警示标识

对安全隐患和风险进行分级评估和管理

消除安全风险点和危险源，实行目标化和责任化

持续安全培训

48

总结

6S管理不等于大扫除

6S管理需要全员参与

6S管理要有过程记录

6S管理不断持续改进

49

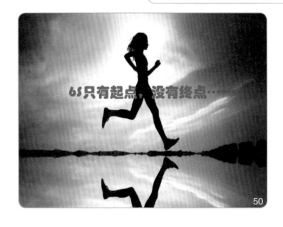

6S只有起点，没有终点……

50

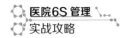

第二节 全院推广

6S 管理成果展示比赛活动方案

我院拟举办 6S 管理成果展示比赛，调动各科室进行 6S 管理的积极性，并通过各科室展示 6S 管理实施成果及创新理念，营造一个互帮互促的学习氛围，以达到提高运营效率，保障医疗安全，持续提高我院综合医疗服务质量的目的。

（一）活动名称

佛山市中医院 6S 管理成果展示比赛

（二）活动组织

本活动由医院 6S 管理推进小组主办。

（三）活动内容

1. 提交材料 各科室将本科室在 6S 管理实施过程中的改善案例进行汇总整理，制作形成文字、图片材料及 PPT 展示课件或短片，于规定时间内提交。提交资料具体要求详见参赛规则。

2. 比赛评审

（1）现场核查：医院 6S 管理推进小组将组织专家团队对全院科室 6S 管理实施效果进行现场评核，并记录现场核查成绩。

（2）展示评核

1）文字资料展示：待各科室提交 6S 管理成果文字材料后，医院办公室将组织专家团队审核提案的实效性和创新性，得出文字资料评审成绩，现场核查成绩和文字资料成绩两者相加，筛选总分前 12 名进入展示决赛。

2）现场演讲展示：入围决赛科室派代表现场演讲展示 6S 管理成果，并回答专家提问。由专家就展示内容、改善成效、现场表达、资料制作及提问回答等方面进行现场评分。

3. 奖项设置　比赛设特等奖 1 名（奖励在流程优化、消除隐患、保障安全、提高效率、降低成本、培养素养等方面已取得显著成效，并可全院推广的优秀改善案例；如无符合条件者，该奖项可空缺）；一等奖 1 名；二等奖 2 名；三等奖 3 名；优秀奖 5 名。

4. 参赛规则

（1）提交的 6S 管理成果材料至少需具备以下项目说明。

1）改善提案报告表（表 10-1）。

2）科室改善成果整体说明（表 10-2）。

各科室须留下原始资料（图片、数据、图表等）备查。医院 6S 管理推进小组将组织院内外 6S 管理专家核实资料的真实性。一旦发现数据造假，取消参赛资格。

（2）成果展示 PPT 中要体现下列管理工具和方法的应用，如定点摄影、目视管理法（如看板管理法、颜色管理法、识别管理法、定置管理法等）、作业标准化管理法、检查和定检法、PDCA 等。

（3）文字材料思路清晰、严谨流畅，要归纳说明在流程优化、消除隐患、保障安全、提高效率、降低成本等方面的改善成效及亮点；PPT 制作简明扼要；短片制作精美清晰。

（4）展示人员语言表达能力强，成果展示不得超时，能准确回答评委提问。

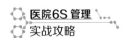

表 10-1　6S 管理改善提案报告表

提案日期：

提案名称	（具有创新性、实用性、可推广性、有成效的改善举措等）	
提案人	（创意提出者或者具体实施者）	提案部门
现况问题说明	（改善前存在的问题、不足等，可用文字、数据、图表或流程图等表述）	
原因分析	（简要说明引起现况问题的可能原因）	
改善建议或措施	（运用 6S 的各个要素、原则、方法等具体说明实施改善的方法、措施，突出改善重点、技巧）	
改善情况说明	改善前照片展示	改善后照片展示
		（可通过附件，用文字、数据、图表、流程图或照片等表述形式具体说明改善的有形成果、无形成果等）
备注	（每个提案、创新点或者亮点填写一张提案报告表）	

表 10-2　科室 6S 管理改善成果整体说明

科室：

序号	改善区域	改善措施	改善成效说明
备注：需说明在流程优化、消除隐患、保障安全、提高效率、降低成本、培养素养等方面的改善情况			

标识、划线管理规范

第一部分　总则

标识、划线管理的目的在于统一其颜色、规格、图形及贴附位置，使物品摆放整齐有序，标识明了、清晰，便于工作人员快速找到所需物品。医疗废物、高危药品等须按国家要求制作的专有标识按相关要求执行，不在本规范的范围内。

（一）颜色管理

1. 红色

外用药品、消防用品、警示性用品等区域、物品标识及划线。

2. 黄色

感染性物品、医疗垃圾、损伤性废物、感染性物品容器等区域、物品标识及划线。

3. 蓝色

口服药品、除高危药品外的注射药品等区域、物品标识及划线。

4. 绿色

各种医疗设备及用品、可移动物品、一般办公用品、生活垃圾桶、患者污物桶、私人物品、温馨提示用品等区域、物品标识及划线。

（二）划线管理

1. 地面定位线及标识贴附

（1）根据物品的属性按颜色管理规范确定线条颜色，例如，消防用品、抢救用品为红色定位线，感染性垃圾桶为黄色定位线等。

（2）采用四角定位划线，线宽 4.5cm，长 10.0cm，距离实物边界 1.0cm，相同类型相邻物品中间线为纵行两端定位线。

（3）单面胶粘贴时要相互垂直成 90°，边缘要相互重合或平齐，不能有超出部分。

（4）定位框一端靠着墙面、挡板者，在所对应墙面上粘贴物品名称标识，采用大标识格式，相对于定位框居中，要求处在同一高度，原则上标识高度不能被定置物品遮挡（个别特别高者除外）；定位框四周无墙面、挡板者在定位框内按定置物品标明名称，居中，字体方向符合使用者视觉需要。（图 10-1，图 10-2）

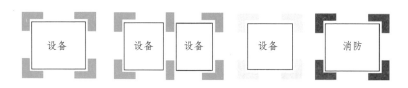

图 10-1　定位框

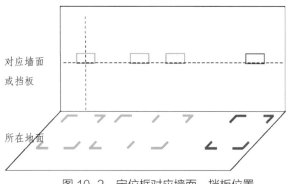

图 10-2　定位框对应墙面、挡板位置

2. 桌（台）面定位线

（1）办公桌、工作台面可移动大型设备、物品，如打印机、复印件、扫描仪、电脑主机、电磁炉、托盘、大型摆件等，采用隐形四角定位，绿色定位线，定位线长 5.0cm、宽 1.2cm，单面胶粘贴时要相互垂直成 90°，边缘要相互重合，不能有超出部分。定位标识尺寸范围应与设备、物品尺寸保持一致，标识上下、左右相互平行。（图 10-3）

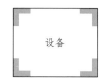

图 10-3　大型设备定位

（2）办公桌、工作台面可移动小型设备、物品，如电话机、显示器、小型摆件、花瓶、笔筒、水杯等。采用隐形定位，定位线为绿色，定位线长 3.0cm，宽 1.2cm，定位标识尺寸范围应与设备、物品尺寸保持一致，标识上下、左右相互平行。（图 10-4）

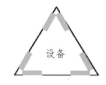

图 10-4　小型设备定位

3. 柜（抽屉）内部定位线

（1）适用于各种抽屉、柜子内部的定位、划线。内部有储物盒、储物篮或其他物理分隔者无须划线。

（2）连续性定位，采用绿色定位线。

（3）定位线宽 1.0cm。有边缘挡板者无须边缘划线；无边缘挡板及物品标识者，定位线边缘距离实物边界 1.0cm；有边缘标识者，定位线边缘距离实物边界 2.5cm。

（4）单面胶粘贴交叉定位线时要相互垂直成 90°，边缘要相互重合，不能有超出部分。（图 10-5，黑色为边框或挡板，绿色为定位线，小矩形为物品标识）。

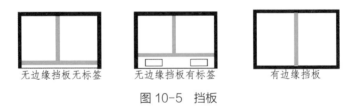

无边缘挡板无标签　　　无边缘挡板有标签　　　有边缘挡板

图 10-5　挡板

第二部分　办公区域标识制作及贴附管理

（一）标识制作

1. 统一标识尺寸

大标识：宽 × 高：20.0cm×10.0cm；中标识：宽 × 高：6.0cm×3.0cm；小标识：宽 × 高：6.0cm×2.0cm。物品名称务求简短明了。

2. 统一标识形状

采用白色填充，复合型或彩色轮廓，线条颜色符合物品属性要求。

3. 专门标识

高危药品、抢救车等专门标识者，参考护理部标准及相关规范。

4. 各种标识规范

（1）一号标识：宽 × 高：20.0cm×10.0cm。适用于墙面、大型容器等物品的外部标识。（图10-6）

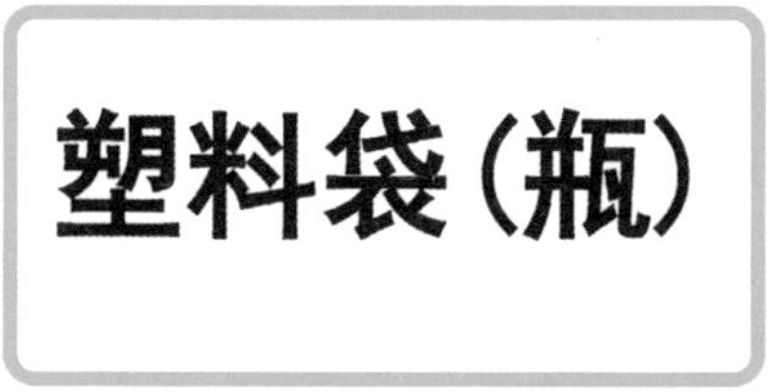

塑料袋(瓶)

图 10-6　一号标识

（2）二号标识：宽 × 高：15.0cm×6.0cm。适用于可移动物品定置用的外部标识。（图10-7）

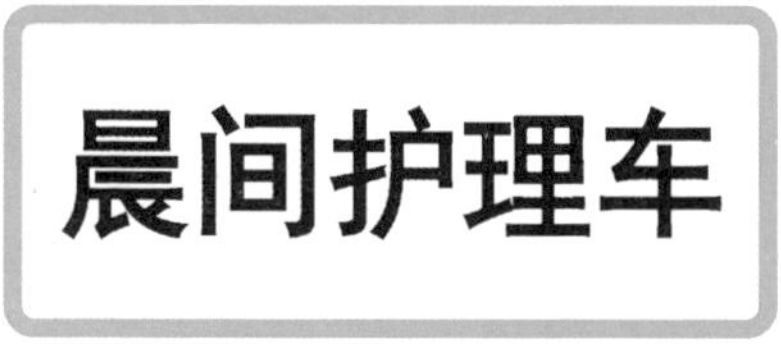

晨间护理车

图 10-7　二号标识

（3）三号标识：宽× 高：6.0cm×3.0cm。适用于抽屉、柜、箱等物品外部标识及抽屉、柜等物品内部的容器标识。（图10-8）

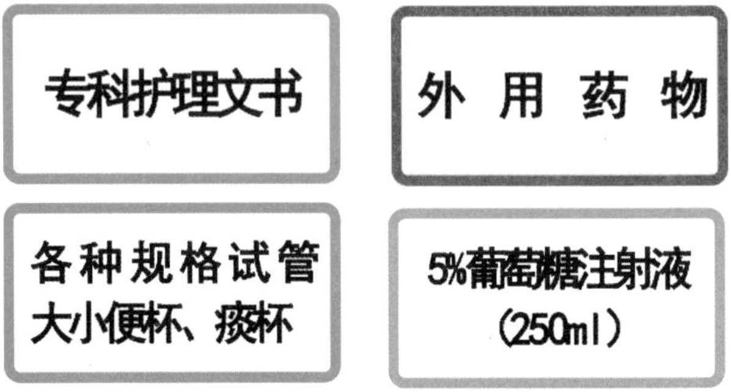

专科护理文书

外 用 药 物

各种规格试管
大小便杯、痰杯

5%葡萄糖注射液
（250ml）

图 10-8　三号标识

（4）私人物品标识：用中标识尺寸宽×高：6.0cm×3.0cm，左侧为医院标识图标，右侧标识数字 01，02，03……适用于摆放私人物品的抽屉或柜的标识。（图 10-9）

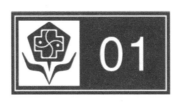

图 10-9　私人物品标识

（5）四号标识：宽×高：6.0cm×1.5cm，左侧加黑色向上或向下方向箭头。适用于抽屉、柜、箱等内部物品标识。（图10-10）

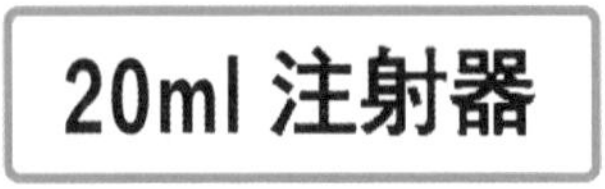

20ml 注射器

图 10-10　四号标识

（6）药品标识：采用四号标识，宽 × 高：5.5cm × 1.5cm，白色填充。药品按要求分为高危药品和非高危药品，药名与规格用线条隔开。药库、中心药房、注射药房等区域的特殊药品标识按药剂科相关规范执行。

①高危药品：采用蓝色边框，名称及规格采用红色字体。高危药品按规定分为 A、B、C 三类，在标识右上角使用不同颜色标注，"A"为红色字体，"B"为蓝色字体，"C"为黑色字体；②非高危药品：采用蓝色边框，名称及规格采用黑色字体；③外用药品：采用红色边框，黑色字体。（图 10-11）

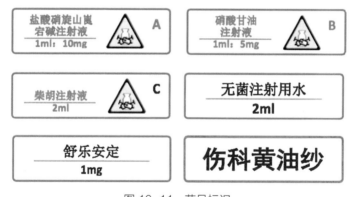

图 10-11　药品标识

（7）治疗车标识：宽 × 高：9.0cm × 4.0cm。适用于各种治疗车车体的标识。（图 10-12）

图 10-12　治疗车标识

（8）病历车标识：①病历车名称标识：采用三号标识。贴附在病历车抽屉拉手正上方，标识上缘距插口下缘 0.5cm。②病历车病历夹号码标识：宽 × 高：3.0cm×2.0cm。贴附在病历夹对应病历车前缘，双侧对应，居中。（图 10-13）

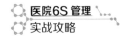

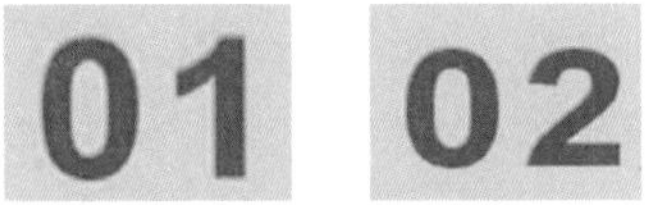

图 10-13　病历车标识

（9）病历夹标识：宽 × 高：3.0cm×1.0cm；专科名标识贴附在病历夹左上角小矩形框内，居中；床位号标识贴附在病历夹右上角小矩形框内，居中。（图 10-14）

心血管内科　　　　01床

图 10-14　病历夹标识

（二）区域贴附管理

1. 外部标识

（1）贴附位置：①独立抽屉的左上角；②组合抽屉的左上角或右上角，与下方柜门一致；③上层柜子柜门的内下角；④中层柜子柜门的拉手上方；⑤下层柜门内上角的拉手下方；⑥治疗车一般贴附平台右下角。

（2）贴附规范：标识边缘距抽屉、柜子上缘、下缘、边缘各 0.5cm，拉手上缘或下缘 0.5cm。如有钥匙孔者双侧垂直移

至标识边缘距钥匙孔边缘 0.5cm 处。（图 10-15）

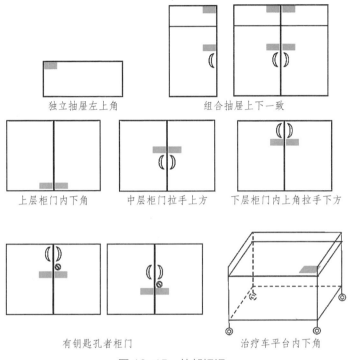

独立抽屉左上角　　　　组合抽屉上下一致

上层柜门内下角　　中层柜门拉手上方　　下层柜门内上角拉手下方

有钥匙孔者柜门　　　　治疗车平台内下角

图 10-15　外部标识

2. 内部标识

（1）贴附位置：①上层柜子、中层柜子：存放空间下方隔板外缘（图 10-16）；②下层柜子：存放空间下方隔板上面板边缘（图 10-17）；③上层、中层柜子下方隔板外缘数量不对应或者厚度不足以贴附标识，可在上方隔板左侧贴附带向上箭头标识标示上方物品，右侧贴附带向下箭头标识标示向方物品（图 10-18）；④柜子内部的容器：外侧面（图 10-19）。

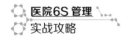
（2）贴附规范：①根据物品定置存放区域外缘，水平、垂直居中。②根据物品定置存放区域边缘，水平居中，标识边缘距抽屉、柜子上缘、柜子下缘、柜子边缘各0.5cm。③柜子内部的容器外侧面，水平、垂直居中；如容器高度不一致者按数量多者或高度居中者标识水平高度为基准，保持同一水平。④抽屉内部一般视角较好，原则上内部容器不再贴附标识，如确需则贴在对应容器的后壁，居中，距离上边缘0.5cm。（图10-20）

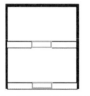

图 10-16　贴付隔板外缘

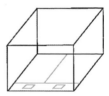

图 10-17　贴付下方隔板上面板边缘

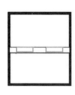

图 10-18　下隔板缺失或厚度不足

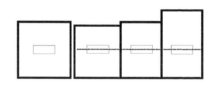

图 10-19　内部容器外侧面

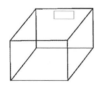

图 10-20　抽屉内部容器

（三）文件标识管理

1. 文件夹标识

（1）文件盒标签：分为正面和侧面标签，具体内容如下。

1）正面标签：彩色标识按医院标准统一印制，贴附于标签上方，水平居中，距文件夹上缘 4.0cm；下方黑白标签采用空白不干胶标签纸按既定规格填写内容，打印，贴附于标识下方白色区域。

2）侧面标签：分为上、中、下三部分。①上部分：宽×高：4.0cm×16.0cm，无边框，上方彩色标识按医院标准统一印制，贴附于标签上方，水平居中；下方黑白标签由科室按既定规格填写内容，打印，嵌插标签槽内；相同内容文件夹按顺序采用 1，2，3…编号。②中间部分为定位号：文件夹标识下 0.5cm 贴附定位号标识，与上方标签同宽，高 1.5cm，居中。四位数字，第一位为文件柜号，第二位为文件柜层号（从高至低依次为 1，2，3…），第三位为文件位号（从左至右依次 01，02，03…）。③下部分为文件盒内部文件夹内容标识：与上面标识同宽，高 6.5cm，竖排文字。（图 10-21）

（2）A4 资料册、长押夹标签：分为正面、侧面和后面标签三折，上方彩色标识统一印制，贴附于标签上方，水平居中，具体内容如下。①正面标签、侧面标签：黑白标签由科室按既定规格填写内容，打印，嵌插标签槽内；相同内容文件夹按顺序采用 1，2，3…编号于侧面标签下方。（图 10-22）②定位号：与侧面标签同宽，高 1.0cm，无边框，贴附于侧面标签槽外，水平居中，距文件夹下缘 2.5cm。四位数字，第一位为文件柜号，第二位为文件柜层号（从高至低依次为 1，2，3…），

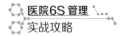
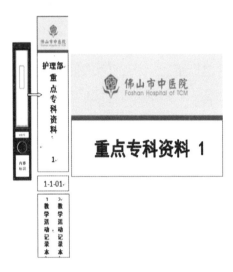

图 10-21　文件夹侧面标识

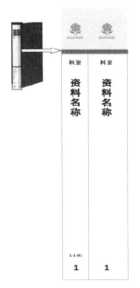

图 10-22　A4 资料册、长押夹标签

第三位为文件位号（从左至右依次 01，02，03…）。

（3）各种记录本、资料夹：①统一收纳于文件盒内，只贴附正面标签，标签格式同文件盒正面标签；②彩色标识统一印制，贴附于标签上方，水平居中，距文件夹上缘 4.0cm；下方黑白标签由科室领用空白不干胶标签纸按既定规格填写内容，打印，贴附于标识下方白色区域。（图 10-23）

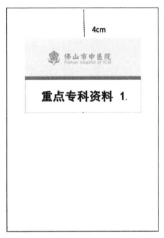

图 10-23　记录本、资料夹

（4）文件架：①前方标签规格：宽 × 高：5.0cm×7.0cm。②前方标签医院标识：宽 × 高：2.1cm×2.5cm，水平居中。③专科名称：xxx（3 字符），位于医院标识右方，向右居中。④文件夹名称：务求简明，位于专科名称以下，横排文字，水平居中。（图 10-24）

2. 贴附管理

（1）只要求贴附侧方标签，正面标签可不贴附。

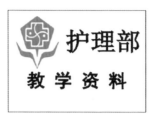

图 10-24　侧方标签

（2）按文件夹原有标签槽垂直嵌入，不折屈，边缘不超出文件夹标签槽上缘。

（3）没有标签槽文件夹按同类文件夹在相应位置用双面胶粘帖，要求标签不折屈，边缘不超出文件夹标签槽上缘，双面胶不超出标签边缘。

第三部分　病房标识规范

（一）开关标识

宽 × 高：1.5cm×3.0cm，圆角，填充、字体均按医院标准色系，字体为宋体加粗，垂直、水平居中。（图 10-25）

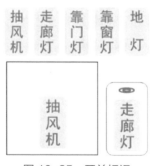

图 10-25　开关标识

（二）总开关封条

宽×高：1.0 cm×3.0cm，圆角、白色填充，红色轮廓，字体为宋体加粗，垂直、水平居中；贴附在总开关按钮表面，每开关左右各一，封条跨总开关盖与基座，与边缘线垂直。（图10-26）

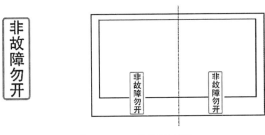

图 10-26　总开关封条

（三）患者储物柜

宽×高：4.0 cm×3.0cm，填充、字体均按医院标准色系，字体为宋体加粗，垂直、水平居中；贴附在储物柜拉手上方，边缘距拉手上缘、柜门边缘各0.5cm。（图10-27）

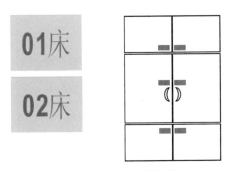

图 10-27　病人储物柜

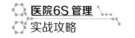
（四）护理状态控制器

宽 × 高：6.0 cm×1.0cm，白色填充，无边框，红色文字，宋体加粗，垂直、水平居中；贴附在护理状态控制器上缘，居中。（图 10-28）

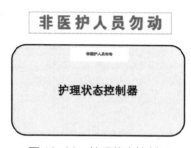

图 10-28　护理状态控制器

（五）设备带备用电源封贴

宽 × 高：6.5cm×5.1cm，填充、字体均按医院标准色系，字体为宋体加粗，垂直、水平居中；贴附在设备带备用电源插口上，覆盖备用电源边缘。（图 10-29）

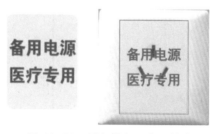

图 10-29　设备带备用电源封贴

（六）设备带电源警示

宽 × 高: 10.0cm×6.5cm，填充、字体均按医院标准色系，字体为宋体加粗，垂直、水平居中；贴附在设备带备用电源插口侧方或正下方（统一区域内贴附位置必须统一），标识上缘距插口下缘 0.5cm。（图 10-30）

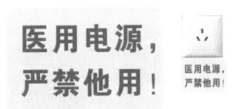

图 10-30　设备带电源警示

（七）设备带标识

宽 × 高: 4.5 cm×2.5cm，填充、字体均按医院标准色系，字体为宋体加粗，垂直、水平居中；贴附在设备带相应装置正下方，边缘与设备带面板下缘平齐。（图 10-31）

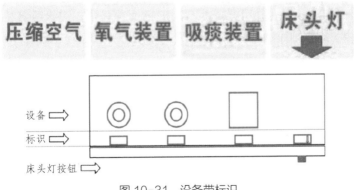

图 10-31　设备带标识

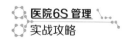

（八）呼叫铃与床头灯

宽 × 高：2.5cm×0.8 cm，白色填充，彩色轮廓，字体为宋体加粗，垂直、水平居中；贴附在患者呼叫铃（床头灯）手柄上缘、下缘，居中，边缘平齐手柄边缘。（图 10-32）

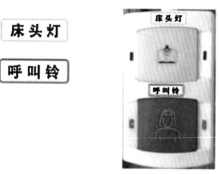

图 10-32　呼叫铃与床头灯

（九）床尾标识"摇杆用毕请收回"

宽 × 高：15.0cm×2.5cm，填充、字体均按医院标准色系，字体为宋体加粗，垂直、水平居中，字间距加宽 3 磅；贴附在病床尾部摇杆、中间摇杆上方的横杆上，居中，边缘平齐横杆上缘。（图 10-33）

摇杆用毕请收回

图 10-33　床尾标识

（十）空调开关

宽 × 高：0.8cm×6.0cm，填充、字体均按医院标准色系

制作，贴附在空调旋转按钮与模式、风速调节滑条中间，居中，箭头对应模式、风速调节滑条风叶标识位置。（图 10-34）

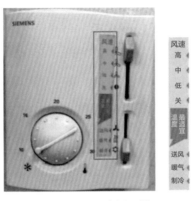

图 10-34　空调开关

（十一）严禁烟火标识

1. 纵向　宽 × 高: 5.0cm × 11.0cm，红色边框，白色填充，红色字体，居中；贴附在设备带氧气阀口左侧方。

2. 横向　宽 × 高: 12.0cm × 6.0cm，红色边框，白色填充，红色字体，居中；贴附在设备带氧气阀口正下方。（图 10-35）

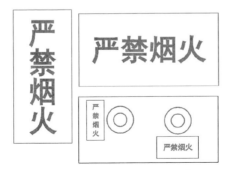

图 10-35　严禁烟火标识

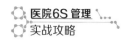

第四部分　污洗区域标识、划线规范

（一）挂墙的清洁工具标识

沿用物管中心已使用的标识，按医院标准色系统一制作。适用于下列物品，贴附于对应挂钩正上方，保持水平一致。（图10-36）

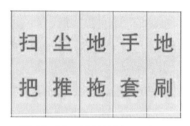

图10-36　挂墙清洁工具标识

（二）可移动物品标识、定位线及墙面标识

宽 × 高：20.0cm×10.0cm，按医院标准色系统一制作；采用四角定位划线，线宽4.5cm、长10.0cm。适用于污洗区域各种垃圾桶、污衣桶、运输车等可移动物品标识、定位及墙面的定位标识，物品标识贴附于正前方，要求水平居中；定位线及墙面标识按第一部分地面定位线及标识贴附要求贴附。

（三）清洁区域柜子标识

宽 × 高：6.0cm×3.0cm，按医院标准色系统一制作。适用于污洗区域柜子及其内部容器的标识，按第二部分办公区域标识贴附要求贴附。

第五部分　仓储区域标识、划线规范

（一）区域标识

宽×高：29.3cm×42.0cm，以相应区域颜色填充，边框线条为实线（复合类型为双线，端点类型为圆形，连接类型为圆形），宽度为35磅，字体为黑体，白色，350磅（字数多者可适当调整字距紧缩），加粗，居中。适用于仓库悬挂或粘贴在墙上的大型区域标识。对国家、行业有特殊要求的按相关要求执行。（图10-37）

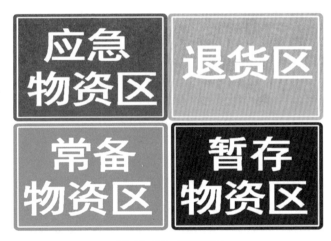

图10-37　区域标识

（二）货架/垛架标识

宽×高：23.0cm×12.0cm，白色填充，边框线条为实线（复合类型为双线，端点类型为平面，连接类型为斜接），字体为黑体加粗，居中。适用于悬挂或粘贴在货架或墙上以作为区分货架或垛架的标识。（图10-38）

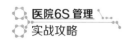
A01

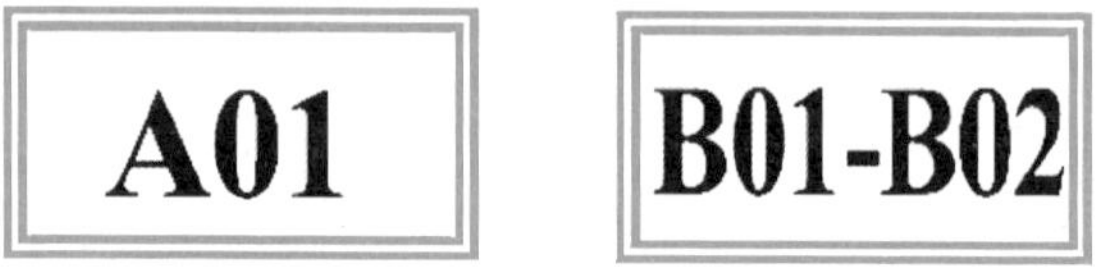

货架牌标识

B01-B02

垛架牌标识

图 10-38　货架或垛架标识

（三）货位号牌标识

宽 × 高：4.0cm×10.0cm，白色填充，外边框线条为双实线，内框线条为实线，字体为黑体加粗，居中。适用于粘贴在货架上作为货物的储位标识。（图 10-39）

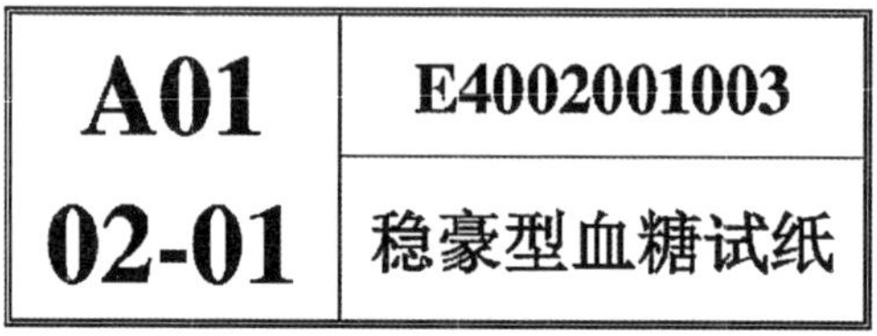

A01 02-01	E4002001003
	稳豪型血糖试纸

图 10-39　货位号牌标识

6S 管理成果展示比赛评分规则

佛山市中医院第一届6S管理成果展示大赛评选分为初赛和决赛，初赛评分由现场核查和文字资料评分组成，决赛以演讲展示并现场回答问题方式进行，最终结果以现场核查、文字资料和演讲展示三部分评分综合而定。

第一部分　现场核查

（一）核查内容

现场核查主要包括卫生清洁、定置标识、文件管理、安全管理、规范和素养 6 个方面。

（二）核查范围

办公区域、操作区域和库房区域等。

（三）评分原则

1. 参照《佛山市中医院 6S 管理现场核查评审标准》进行评分，如部分科室不存在某些核查区域或项目，经 6S 管理推进小组核定可免除该项评分，分值最终将换算成百分制，以保证公平公正。

2. 6S 管理以体现安全、高效、便捷理念为主，实施形式不限定，但涉及医院规范、院感和安全方面须按统一规定执行。

第二部分　展示评核

（一）评分内容

展示评核主要分为文字资料展示和现场演讲展示两部分，针对提交资料的主题、内容、排版、设计以及现场演讲等情况进行评分。

（二）评分原则

1. 文字资料展示　参照《佛山市中医院 6S 管理成果展示大赛初赛（文字资料）评分标准》进行评分，以展示科室 6S 管理的思路和成果为主，达到 6S 管理安全、高效、便捷和节约等目的。

2. 演讲展示　参照《佛山市中医院 6S 管理成果展示大赛（决赛）评分标准》进行评分，以展示科室 6S 管理的思路和成果为主，达到 6S 管理安全、高效、便捷和节约等目的。

第三部分 计分方法

（一）初赛

初赛得分＝现场核查得分＋文字资料得分＋加分。（表 10-3，表 10-4）

（二）决赛

决赛总得分＝初赛得分＋演讲展示得分。（表 10-5 ～表 10-8）

表 10-3 6S 管理成果展示比赛初赛（现场核查）评分标准

（一）临床医疗组		
评审项目	评审内容	分值
（一）清洁卫生	1. 整体门窗无污垢和灰尘，保持干净、清洁	2
	2. 整体地面无垃圾和污垢，保持干净、清洁	2
	3. 整体墙壁、天花板无污垢和蜘蛛网，保持干净、清洁	2
	4. 通道无垃圾，保持干净、清洁	2
	5. 桌、椅上下无垃圾和灰尘	2
	6. 柜内、抽屉内外无垃圾、污垢、灰尘或过期食物	2
	7. 工作仪器设备（含办公设备）保持干净、整洁	2
	8. 办公区域可摆放少量绿色植物，但要有托水盘，及时清除积水，避免蚊虫滋生	2
	9. 海报、奖状等张贴物和悬挂物、宣传栏等保持干净、整齐	2
	10. 区域内卫生间、开水房、晾衣房、洗手台等保持干净、清洁，无水渍、无异味	2
	11. 垃圾分类收集；不随处乱扔垃圾；定时清理垃圾；垃圾无外溢、堆放，周围环境保持清洁	2
	12. 污衣、污物集中放置，放置量不得超过规定容量	2
	13. 清洁工具用完后及时清洗干净及归位	2
	14. 库房门窗、墙壁、地面保持清洁、平整、无杂物；通道保持通畅	2
	15. 库房货架、垛架、储存容器和存储物资等保持干净，无脏污，不得有虫鼠害	2

续表

评审项目	评审内容	分值
（二） 定置标识	1. 标识格式（含物品分类标识、储物柜标识、设备带标识及其他提示性、警示性标识）按医院要求统一、规范	2
	2. 墙面、门面及宣传栏粘贴形式统一、规范	2
	3. 工作台面上、抽屉内物品分类摆放，移动使用的物品需定位标识	2
	4. 柜子内物品分类摆放，定位标识	2
	5. 冰箱内物品分类摆放，定位标识	2
	6. 移动使用的仪器、设备分类摆放，定位标识，用后应及时归位	2
	7. 生活垃圾桶、医疗垃圾桶、锐器盒等分类摆放，定位标识	2
	8. 清洁工具按清洁区域分类摆放，定位标识	2
	9. 工作仪器设备（含办公设备）的线路集束统一、规范	2
	10. 库房物资分类摆放，定位标识	2
（三） 文件管理	1. 文件资料的标识格式按医院统一规范制作	2
	2. 文件盒（夹）分类放置，定位标识	2
	3. 文件盒（夹）内文件资料分类放置，并附有检索目录	2
	4. 文件按规范年限保存，储存期限满后及时清理	2
	5. 计算机内文件资料分类存储，桌面简洁、整齐	2
（四） 安全管理	1. 区域布局或物品定置（尤其是无菌操作区域或无菌物品）符合医院感染管理要求规定	1
	2. 生活垃圾、医疗垃圾分类收集，垃圾袋按规定分类使用	1
	3. 医疗垃圾桶内的垃圾量不超过垃圾桶容量的 80% 或不超过警戒线	1
	4. 锐器按要求放入医疗锐器盒内，锐器盒开启、使用和封箱均符合医院感染管理要求规定	1
	5. 清洁工具的使用符合院感要求，有效避免交叉污染	1
	6. 区域内卫生洗浴间配备安全警示标识和应急呼叫、防滑扶手装置	1
	7. 开水房电热水器保持完好，电气接线符合安全要求，有防滑倒、防烫伤的措施和警示标识	1
	8. 氧气房配置严禁烟火的警示标识和消防装置	1
	9. 区域内开放性阳台不允许自由出入	1

评审项目	评审内容	分值
（四） 安全管理	10. 区域内有防范患者跌倒、坠床等意外事件发生的有效措施	1
	11. 办公电气设备线路完好无破损，散乱或过长的线路集束或规整入槽	1
	12. 用电符合电气安全要求，不超负荷用电	1
	13. 窗台和高处摆放的物品要有预防高空掉落的防护措施	1
	14. 定期对国家《计量法》规定的强检设备、特种设备进行计量检测	1
	15. 各类设备设施的安全防护装置及报警装置齐全有效（如中频治疗仪须防电击、手持式X光灯须防辐射等）	1
	16. 用于急救、生命支持的仪器装备始终保持在待用状态	1
	17. 存储物资摆放合理，避免重物放置高处或堆叠过高，有效防止造成塌陷、翻倒或员工搬运时发生的人身安全事故	1
	18. 做好库房或储物间的防潮、防火、防盗等工作，不得存放易燃易爆的危险品	1
	19. 消防器材完好有效，按规范定置摆放、取用方便，并有定期检测及记录	1
	20. 应急通道保持畅通，无堆放杂物、加床等任何可能阻挡通道的物品	1
（五） 规范	1. 制订本部门6S管理细则	1
	2. 制订本部门的年度6S管理培训计划	1
	3. 制订6S管理区域责任制度	1
	4. 认真落实各项质量与安全管理制度，且记录齐全，针对存在的问题有整改措施	1
	5. 持续对科室员工进行6S管理培训，有相应的培训记录	1
	6. 库房物资管理需符合医院库存管理的相关制度规范，做到账物相符	1
	7. 库房或储物间管理员根据科室实际使用情况制订合理库存量和采购计划，并形成科室制度	1
	8. 库存物资均在有效期内，遵循"先进先出，近期先出，按批号出库"的原则进行管理	1

续表

评审项目	评审内容	分值
（五）规范	9. 管制类药品及化学品管理需符合相关制度和规定 （1）麻醉药做到"五专"管理（专人负责、专柜加锁、专用账册、专用处方、专册登记） （2）精神药品做到"三专"管理（专人、专柜、专账） （3）毒性药品和贵重药品做到专人专柜管理 （4）危险化学品的管理符合《危险化学品安全管理条例》	1
	10. 根据医院相关规定，及时废弃或集中回收处理超出有效期的医疗耗材和药品	1
（六）素养	1. 员工遵守医院规章制度、职业规范和技术操作规程	2
	2. 员工着装、仪容、行为、语言符合医院规范要求	2
	3. 员工熟知 6S 管理相关知识及实施内容	2
	4. 员工自觉按 6S 管理细则执行，并养成习惯	2
	5. 员工积极参与科室团队持续改进活动（如品管圈、PDCA 等）	2

（二）临技药学组		
评审项目	评审内容	分值
（一）清洁卫生	1. 整体门窗无污垢和灰尘，保持干净、清洁	2
	2. 整体地面无垃圾和污垢，保持干净、清洁	2
	3. 整体墙壁、天花板无污垢和蜘蛛网，保持干净、清洁	2
	4. 通道无垃圾，保持干净、清洁	2
	5. 桌、椅上下无垃圾和灰尘	2
	6. 柜内、抽屉内外无垃圾、污垢、灰尘或过期食物	2
	7. 工作仪器设备（含办公设备）保持干净、整洁	2
	8. 办公区域可摆放少量绿色植物，但要有托水盘，及时清除积水，避免蚊虫滋生	2
	9. 海报、奖状等张贴物和悬挂物、宣传栏等保持干净、整齐	2
	10. 区域内卫生间、洗手台等保持干净、清洁，无水渍、无异味	2
	11. 垃圾分类收集；不随处乱扔垃圾；定时清洁垃圾；垃圾无外溢、堆放，周围环境保持清洁	2

评审项目	评审内容	分值
（一） 清洁卫生	12. 污衣、污物集中放置，放置量不超过规定容量	2
	13. 清洁工具用完后及时清洗干净及归位	2
	14. 库房门窗、墙壁、地面保持清洁、平整、无杂物；通道保持通畅	2
	15. 库房货架、垛架、储存容器和存储物资等保持干净，无脏污，不得有虫鼠害	2
（二） 定置标识	1. 标识格式（含物品分类标识、储物柜标识、设备带标识及其他提示性、警示性标识）按医院要求统一、规范	2
	2. 墙面、门面及宣传栏粘贴形式统一、规范	2
	3. 工作台面上、抽屉内物品分类摆放，移动使用的物品定位标识	2
	4. 柜子里物品分类摆放，定位标识	2
	5. 冰箱内物品分类摆放，定位标识	2
	6. 移动使用的仪器、设备分类摆放，定位标识，用后应及时归位	2
	7. 生活垃圾桶、医疗垃圾桶、锐器盒等分类摆放，定位标识	2
	8. 特殊仪器设备（如影像检查警示标识等）或管制类药品配有警示性标识	2
	9. 工作仪器设备（含办公设备）的线路集束统一、规范	2
	10. 库房物资分类摆放，定位标识	2
（三） 文件管理	1. 文件资料的标识格式按医院统一规范制作	2
	2. 文件盒（夹）分类放置，定位标识	2
	3. 文件盒（夹）内文件资料分类放置，并附有检索目录	2
	4. 文件按规范年限保存，储存期限满后及时清理	2
	5. 计算机内文件资料分类存储，桌面简洁、整齐	2
（四） 安全管理	1. 区域布局或物品定置（尤其是无菌操作区域或无菌物品）符合医院感染管理要求规定	2
	2. 生活垃圾、医疗垃圾分类收集，垃圾桶内的垃圾量不超过垃圾桶容量的80%或不超过警戒线	2
	3. 区域内有与专业相关的提示性或警示性标识及防护措施（如当心电离辐射标识、生物污染区标识、用药安全宣教海报等）	2

评审项目	评审内容	分值
（四） 安全管理	4. 用电符合电气安全要求，线路完好无破损，散乱或过长的线路集束或规整入槽；不超负荷用电	2
	5. 窗台和高处摆放的物品要有预防高空掉落的防护措施	2
	6. 定期检测维护特殊仪器设备（如强检和特种设备），防护、报警装置齐全有效；管制类药品（高危、毒麻精、放射性药品）和危险化学品等管理按相关安全规定执行	2
	7. 存储物资摆放合理，避免重物放置高处或堆叠过高，有效防止造成塌陷、翻倒或员工搬运时发生的人身安全事故	2
	8. 做好库房或储物间的防潮、防火、防盗等工作，不得存放易燃易爆的危险品	2
	9. 消防器材完好有效，按规范定置摆放、取用方便，并有定期检测及记录	2
	10. 应急通道保持畅通，无堆放杂物等任何可能阻挡通道的物品	2
（五） 规范	1. 制订本部门6S管理细则	1
	2. 制订本部门的年度6S管理培训计划	1
	3. 制订6S管理区域责任制度	1
	4. 认真落实各项质量与安全管理制度，且记录齐全，针对存在的问题有整改措施	1
	5. 持续对科室员工进行6S管理培训，有相应的培训记录	1
	6. 库房物资管理符合医院库存管理的相关制度规范，做到账物相符	1
	7. 库房或储物间管理员根据科室实际使用情况制订合理库存量和采购计划，并形成科室制度	1
	8. 库存物资均在有效期内，遵循"先进先出，近期先出，按批号出库"的原则进行管理	1
	9. 管制类药品及化学品管理需符合相关制度和规定 （1）麻醉药做到"五专"管理（专人负责、专柜加锁、专用账号册、专用处方、专册登记）； （2）精神药品做到"三专"管理（专人、专柜、专账）； （3）毒性药品和贵重药品做到专人专柜管理； （4）危险化学品的管理符合《危险化学品安全管理条例》	1
	10. 根据医院相关规定，及时废弃或集中回收处理超出有效期的医疗耗材和药品	1

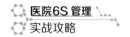
续表

评审项目	评审内容	分值
（六）素养	1. 员工遵守医院规章制度、职业规范和技术操作规程	2
	2. 员工着装、仪容、行为、语言符合医院规范要求	2
	3. 员工熟知 6S 管理相关知识及实施内容	2
	4. 员工自觉按 6S 管理细则执行，并养成习惯	2
	5. 员工积极参与科室团队持续改进活动（如品管圈、PDCA等）	2

（三）职能后勤组		
评审项目	评审内容	分值
（一）清洁卫生	1. 整体门窗无污垢和灰尘，保持干净、清洁	2
	2. 整体地面无垃圾和污垢，保持干净、清洁	2
	3. 整体墙壁、天花板无污垢和蜘蛛网，保持干净、清洁	2
	4. 通道无垃圾，保持干净、清洁	2
	5. 桌、椅上下无垃圾和灰尘	2
	6. 柜内、抽屉内外无垃圾、污垢、灰尘或过期食物	2
	7. 工作仪器设备（含办公设备）保持干净、整洁	2
	8. 区域内可摆放少量绿色植物，但要有托水盘，及时清除积水，避免蚊虫滋生	2
	9. 海报、奖状等张贴物和悬挂物、宣传栏等保持干净、整齐	2
	10. 区域内卫生间、洗手台等保持干净、清洁，无水渍、无异味	2
	11. 不随处乱扔垃圾；定时清洁垃圾，保持周围干净、清洁	2
	12. 工作区域内禁止饲养动物	2
	13. 清洁工具用完后及时清洗干净及归位	2
	14. 库房门窗、墙壁、地面保持清洁、平整、无杂物；通道保持通畅	2
	15. 库房货架、垛架、储存容器和存储物资等保持干净，无脏污，不得有虫鼠害	2

评审项目	评审内容	分值
（二） 定置标识	1. 标识格式（含物品分类标识、储物柜标识、设备标识及其他提示性、警示性标识）按医院要求统一、规范	
	2. 墙面、门面及宣传栏粘贴形式统一、规范	
	3. 桌面上、抽屉内物品分类摆放，移动使用的物品定位标识	
	4. 柜子里物品分类摆放，定位标识	
	5. 冰箱内物品分类摆放，定位标识	
	6. 移动使用的用具、仪器、设备分类摆放，定位标识，用后应及时归位	
	7. 生活垃圾桶、医疗垃圾桶、锐器盒、垃圾转运车等分类摆放，定位标识	
	8. 特殊用具、仪器、设备及工作车等配有警示性标识	
	9. 工作仪器设备（含办公设备）的线路集束统一、规范	2
	10. 库房物资分类摆放，定位标识	2
（三） 文件管理	1. 文件资料的标识格式按医院统一规范制作	2
	2. 文件盒（夹）分类放置，定位标识	2
	3. 文件盒（夹）内文件资料应分类放置，并附有检索目录	2
	4. 文件按规范年限保存，储存期限满后及时清理	2
	5. 计算机内文件资料分类存储，桌面简洁、整齐	2
（四） 安全管理	1. 区域布局或物品定置符合医院感染或质量安全管理相关要求规定	2
	2. 生活垃圾、医疗垃圾分类收集，垃圾桶内的垃圾量不超过垃圾桶容量的80%或不超过警戒线	2
	3. 区域内有与专业相关的提示性或警示性标识及防护措施（如当心电离辐射标识、生物污染区标识、用药安全宣教海报等）	2
	4. 用电符合电气安全要求，线路完好无破损，散乱或过长的线路集束或规整入槽；不超负荷用电	2
	5. 窗台和高处摆放的物品要有预防高空掉落的防护措施	2
	6. 定期检测维护特殊仪器设备（如强检和特种设备），防护、报警装置齐全有效；管制类药品（高危、毒麻精、放射性药品）和危险化学品等管理按相关安全规定执行	2
	7. 存储物资摆放合理，避免重物放置高处或堆叠过高，有效防止造成塌陷、翻倒或员工搬运时发生的人身安全事故	2

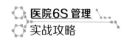
续表

评审项目	评审内容	分值
（四） 安全管理	8. 做好库房或储物间的防潮、防火、防盗等工作，不得存放易燃易爆的危险品	2
	9. 消防器材完好有效，按规范定置摆放、取用方便，并有定期检测及记录	2
	10. 应急通道保持畅通，无堆放杂物等任何可能阻挡通道的物品	2
（五） 规范	1. 制订本部门6S管理细则	1
	2. 制订本部门的年度6S管理培训计划	1
	3. 制订6S管理区域责任制度	1
	4. 认真落实各项质量与安全管理制度，且记录齐全，针对存在的问题有整改措施	1
	5. 持续对科室员工进行6S管理培训，有相应的培训记录	1
	6. 库房物资管理需符合医院库存管理的相关制度规范，做到账物相符	1
	7. 库房或储物间管理员根据科室实际使用情况制订合理库存量和采购计划，并形成科室制度	2
	8. 库存物资均在有效期内，遵循"先进先出，近期先出，按批号出库"的原则进行管理	2
（六） 素养	1. 员工遵守医院规章制度、职业规范和技术操作规程	2
	2. 员工着装、仪容、行为、语言符合医院规范要求	2
	3. 员工熟知6S管理相关知识及实施内容	2
	4. 员工自觉按6S管理细则执行，并养成习惯	2
	5. 员工积极参与科室团队持续改进活动（如品管圈、PDCA等）	2

续表

(四)项目加分(20分)			
序号	项目内容	分值	备注
1	创新性与实效性	10	
2	合理运用定置图	2	加分合计不超过10分
3	形成6S制度,资料上墙	2	
4	重点问题持续改进	2	
5	……(依据医院实际情况可继续加项)	2	
6	……(依据医院实际情况可继续加项)	2	

表10-4 6S管理成果展示比赛初赛(文字资料)评分标准

比赛科室	评分项目(共100分)							合计
	1.文字描述清晰、前后连贯,逻辑性好(10分)	2.合理运用图形、图片等进行表述(10分)	3.合理运用6S理论和原则解决问题(10分)	4.合理运用定点摄影、目视管理、标准化管理等6S技巧(10分)	5.改善前后对比效果显著程度(20分)	6.采取有效措施控制库存成本程度(20分)	7.改善后节约成本或提高效率程度(20分)	

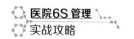

表 10-5　6S 管理成果展示比赛初赛（文字资料）评分标准

项次	评审内容	分值 （共100分）	实际得分
1	幻灯片设计美观合理、内容完整、主题突出、版面简洁，逻辑顺畅，合理运用图片、表格、动画等工具	20	
2	演讲者仪态端庄得体、语言表达熟练流利，演讲观点正确鲜明	10	
3	演讲者能独立准确地回答评委的提问。（演讲者必须独立回答问题，若由他人代答，此项得分为0）	10	
4	合理运用各种图表呈现改善效果	10	
5	问题改善过程中运用6S理论和技巧（6S技巧：标准化管理、定点摄影和目视管理等）	10	
6	改善措施合理、有亮点（存在问题、原因分析与改善措施符合逻辑关系，具有一致性）	10	
7	有效提高工作效率、节约成本和控制库存成本等	20	
8	时间控制恰当。每超30秒扣2分，超2分钟则扣10分且停止报告，由专人负责计时	10	（评委免评，由计时人员填写）

表 10-6　6S 管理巡查问题汇总表

类别	详情描述	现场照片
清洁卫生		
定置标识管理		
文件管理		
药品管理		
医疗废物管理		
医用耗材安全管理		
消防安全		
设备电气安全管理		

表 10-7 科室 6S 投入成本记录表

项目		单价	数量	合计	备注
增购物资	1.				
	2.				
	3.				
	……				
置换物资	1.				
	2.				
	3.				
	……				
旧物改造	1.				
	2.				
	3.				
	……				
共计					

表 10-8 科室 6S 节省人力成本计算表

项目	日平均操作时间		平均每月节省时间	平均每月节省人力成本	备注
	改善前	改善后			

备注:
1. 日平均操作时间=单次操作时间×日平均操作次数,单位为分钟
2. 平均每月节省时间=(改善前日平均操作时间-改善后日平均操作时间)×30天,单位为分钟
3. 平均每月节省人力成本=平均每月节省时间×操作人员平均每分钟人力成本,单位为元

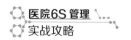

第三节　持续改进

医院 6S 管理持续改进实施办法

（一）目的

为保证 6S 管理持续开展，促使员工形成良好的职业素养。

（二）适用范围

本实施办法适用于医院开展 6S 管理工作。

（三）术语与定义

6S 管理包括对作业现场的整理、整顿、清洁、规范、素养、安全，因其日语的罗马拼音或英文单词均以"S"开头，简称"6S"。

（四）工作要求

1. 完善医院 6S 管理监督机制

医院 6S 管理推进小组将持续进行定期督导巡查及年度成果展示大赛，具体安排如下：

（1）巡查小组组成：医院6S 管理小组成员单位。

（2）巡查形式：每季度巡查一次各科室6S 管理实施情况。

（3）巡查评核方式

1）分组评核：将全院科室根据其工作与环境的特性，分为临床医疗组、医技药学组和职能后勤组共3 组。

2）评比标准：科室及巡查小组均依据《佛山市中医院6S 管理执行参考标准》进行自查和检查。

3）评比结果汇总反馈：巡查小组成员单位将评比结果于每

季度结束月25日（3月25日、6月25日、9月25日、12月25日）前OA传阅至医院办公室，由医院办公室统计汇总成绩与存在问题，于次月3日前OA反馈给各科室负责人。

（4）异常情况处理

1）异常情况是指在巡查过程中发现违反6S管理执行标准的、存在医疗质量安全或生产安全事故隐患的事项。

2）巡查小组如发现异常情况，了解原因并确认异常，拍照存证并记录于《佛山市中医院6S巡查异常情况记录表》，即时通知相关科室和（或）职能部门，督促其在限期内做出整改并反馈整改情况。此项异常情况将作为下季度巡查重点之一。

2. 举行年度6S管理成果展示大赛

展示各科室在6S管理实施过程中的创意亮点、优秀改造案例等。日常季度巡查评比成绩将纳入6S管理成果展示大赛的评分项目之一。

（1）激励方式：激励依据：每季度依据巡查评比分数在临床医疗组、医技药学组和职能后勤组中分别评出优、良、中、差四个等级（优等：90分及以上；良等：80~89分；中等：60~79分；差等：59分及以下）。

（2）奖励方式

1）季度奖励：颁予每季度各组巡查分数最高的科室"流动红旗奖"，并奖励500元；由医院办公室每季度在OA公告表扬获颁"流动红旗"奖及被评为"优等"的科室。

2）年度奖励：医院办公室在次年1月15日前汇总各科年度平均成绩，结合年度6S管理成果展示大赛成绩，评选出各组别年度6S管理最佳科室，在年终表彰大会予以嘉奖。

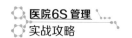

（3）处罚方式

1）如连续两个季度出现同一异常情况未作整改者，于次月OA公告并交由质管办进行质控处理；如因已发现且不作整改的隐患导致事故伤害的，按医院相关规定的双倍进行质控扣罚。

2）年度累计3次及以上被评为差等的科室（可空缺），其科室正副主任、护士长该年年度考核不得评为优秀。（表10-9，表10-10）

表10-9　佛山市中医院6S管理巡查评核科室分组表

组别	科室
临床医疗组	骨伤科中心、大内科、大外科、脑病科、急诊科、妇科、针灸科、重症医学科、麻醉科手术室、耳鼻喉科、肛肠科、眼科、口腔科、儿科、皮肤科、男科、健康管理中心、营养科、治未病中心、门诊部
医技药学组	检验医学中心、输血科、医学影像科、超声诊疗科、功能检查科、病理科、免疫检验室、药剂科、制剂中心、消毒供应中心
职能后勤组	职能科及下属部门、名医工作室、骨研所

表10-10　佛山市中医院6S巡查异常情况记录表

检查日期：　　年　月　日　　　　　　　　　　　　评核人员：

序号	异常情况发生科室	异常情况说明	异常情况整改措施	备注

备注：存证相片附后并圈注说明情况。